Der Hautarzt

Zeitschrift für Dermatologie, Allergologie, Venerologie und verwandte Gebiete

Herausgegeben von O. Braun-Falco, München · H. Götz, Essen · G.W. Korting, Mainz · Th. Nasemann, Hamburg · D. Petzoldt, Heidelberg · U.W. Schnyder, Zürich · G.K. Steigleder, Köln · K. Wolff, Innsbruck

Unter Mitarbeit von G. Asboe-Hansen, Kopenhagen · R.L. Baer, New York · H.-J. Bandmann, München · S. Borelli, München · J. Cabré, Madrid · J. Capetanakis, Athen · E. Christophers, Kiel · J. Civatte, Paris · J. Delacrétaz, Lausanne · J. Esteves, Lissabon · H. Fischer, Tübingen · H. Flegel, Rostock · H.C. Friederich, Marburg a.d. Lahn · H. Gartmann, Köln · H. Goerke, München · G. Goldschmidt, Philadelphia · A. Greither, Düsseldorf · H. Grimmer, Wiesbaden · J.J. Herzberg, Bremen · N. Hjorth, Hellerup · A. Hollander, San Diego · O. Hornstein, Erlangen · L. Illig, Gießen · H. Ippen, Göttingen · H. Ishikawa, Tokio · St. Jablonska, Warschau · E.G. Jung, Mannheim · A. Kint, Gent · H.E. Kleine-Natrop, Dresden · W. Knoth, Stuttgart-Bad Cannstatt · A. Krebs, Bern · H. Kresbach, Graz · E. Landes, Darmstadt-Eberstadt · F. Latapi, Mexiko · P. Laugier, Genf · H. Lincke-Plewig, München · A. Luger, Wien · E. Macher, Münster · S. Marghescu, Hannover · W. Meinhof, Aachen · G. Niebauer, Wien · W. Nikolowski, Augsburg · S. Nishiyama, Tokio · F. Nödl, Homburg (Saar) · J.-M. Paschoud, Lausanne · G. Polemann, Krefeld · F.E. Rabello, Rio de Janeiro · J. Rácz, Budapest · G. Rassner, Tübingen · R. Rajka, Oslo · H. Röckl, Würzburg · Z. Ruszczak, Łódź · K. Salfeld, Minden · E. Schöpf, Freiburg · K.H. Schulz, Hamburg · R. Schuppli, Basel · N. Simon, Szeged · G. Stüttgen, Berlin · J. Tappeiner, Wien · H. Tronnier, Dortmund · K. Uyeno, Tsukuba · G. Weber, Nürnberg · R.K. Winkelmann, Rochester (Minn.) · K. Wulf, Kassel

Schriftleitung O. Braun-Falco und G. Plewig

Supplementum IV, 31. Jahrgang 1980

108. Tagung der Vereinigung Südwestdeutscher Dermatologen in München vom 6.–8. Oktober 1978

Die Dermatologische Indikation zur Interruptio

Herausgegeben von H.-J. Bandmann
Unter Mitarbeit von M. v. Ingersleben

Mit 14 Abbildungen

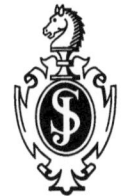

Springer-Verlag Berlin Heidelberg New York 1980

Prof. Dr. H.-J. Bandmann, Chefarzt der Dermatologischen und Allergologischen Abteilung des Städt. Krankenhauses München-Schwabing, Akademisches Lehrkrankenhaus der Ludwig-Maximilians Universität, Kölner Platz 1, D-8000 München 40

Dr. M. v. Ingersleben, Dermatologische und Allergologische Abteilung des Städt. Krankenhauses München-Schwabing, Kölner Platz 1, D-8000 München 40

ISBN 978-3-540-09888-1   ISBN 978-3-642-51129-5 (eBook)
DOI 10.1007/978-3-642-51129-5

CIP-Kurztitelaufnahme der Deutschen Bibliothek. Die Dermatologische Indikation zur Interruptio: 108. Tagung d. Vereinigung Südwestdt. Dermatologen in München vom 6.–8. Oktober 1978/ hrsg. von H.-J. Bandmann. Unter Mitarb. von M. v. Ingersleben. – Berlin, Heidelberg, New York: Springer, 1980. (Der Hautarzt: Suppl. 4). ISBN 3-540-09888-7 (Berlin, Heidelberg, New York). ISBN 0-387-09888-7 (New York, Heidelberg, Berlin). NE: Bandmann, Hans-Jürgen [Hrsg.]; Vereinigung Südwestdeutscher Dermatologen.

Das Werk ist urheberrechtlich geschützt. Die dadurch begründeten Rechte, insbesondere die der Übersetzung, des Nachdruckes, der Entnahme von Abbildungen, der Funksendung, der Wiedergabe auf photographischem oder ähnlichem Wege und der Speicherung in Datenverarbeitungsanlagen bleiben, auch bei nur auszugsweiser Verwertung, vorbehalten.

Bei Vervielfältigung für gewerbliche Zwecke ist gemäß § 54 UrhG eine Vergütung an den Verlag zu zahlen, deren Höhe mit dem Verlag zu vereinbaren ist.

©Springer-Verlag Berlin Heidelberg 1980.

Softcover reprint of the hardcover 1st edition 1980

Die Wiedergabe von Gebrauchsnamen, Handelsnamen, Warenbezeichnungen usw. in diesem Werk berechtigt auch ohne besondere Kennzeichnung nicht zu der Annahme, daß solche Namen im Sinne der Warenzeichen- und Markenschutzgesetzgebung als frei zu betrachten wären und daher von jedermann benutzt werden dürften.

Satz: SatzStudio Pfeifer, Germering

Verantwortlich für den Anzeigenteil: L. Siegel, W. Pehla, Kurfürstendamm 287\D 1000 Berlin 15
2329/3321-543210

Grußansprache von Herrn Ministerpräsident Dr. h. c. Alfons Goppel bei der Eröffnung der 108. Tagung der Südwestdeutschen Dermatologen-Vereinigung am 7. Oktober 1978 in München

Ich begrüße alle Teilnehmer an der 108. Tagung der Südwestdeutschen Dermatologen-Vereinigung recht herzlich. Ich freue mich, daß Sie den Weg nach München gefunden haben. Als Bayerischer Ministerpräsident stelle ich das besonders zufrieden fest, zumal die Begrenzung auf „Südwestdeutschland" geographisch und politisch etwas ambivalent erscheint, auch wenn der so benannte Raum Räume einschließt, die ehedem zu Bayern in enger Beziehung standen.

Dermatologen sind hochspezialisierte Mediziner. Die Themen Ihrer Tagung sind daher schon allgemein und im besonderen nur bis zu den Grenzen philologischer Kenntnisse und Fähigkeiten verständlich. Goethe gibt wohl auch hier, daß das Wort sich einstellt, wo die Begriffe fehlen. Aber über Wort und Begriff geht der Weg des Denkens zur Erkenntnis, und von hier geht jene Bereitschaft aus, bei aller fortschreitenden Spezialisierung die Medizin (als Wissenschaft und Verhaltenslehre) aus der sozialen Verflechtung nicht herauszunehmen. Diese Bereitschaft ist umso höher zu werten in einer Zeit, in der es nicht leicht fällt, das Selbstverständnis des Arztberufes hinreichend klar und überzeugend in Wort und Tat darzustellen, drohen doch Widersprüche ohne Zahl die überkommenen Normen aufzulösen, ja aufzuheben. Der Pluralismus einer zum bequemen Geltenlassen neigenden „permissive society" zwingt uns zur Suche nach dem kleinsten gemeinsamen moralischen Nenner, die Notwendigkeit des umfassenden Konsenses stößt an die geistige, kulturelle und politische Gesichtslosigkeit. Indessen müßte sehr rasch die Einsicht Virchows zur Tat werden, daß nämlich die Medizin in erster Linie eine soziale Wissenschaft ist. Dies aber heißt doch wohl: Die Autonomie einer rein technologisch orientierten Medizin nicht als Selbstverständlichkeit hinnehmen, sondern sich wieder der sozialen Verantwortlichkeit stellen. Sind wir noch auf dem richtigen Weg bei der Wertung von Vorsorge, bei der Vernachlässigung des Biotikon zugunsten des Antibiotikum? Ist das Geheimnis des Lebens schon so weit enträtselt, daß wir einen grundsätzlichen Unterschied zwischen prä- und postnataler Tötung menschlichen Lebens feststellen dürfen? Ist eine technologisch und weithin städtisch orientierte Medizin, täglich konfrontiert mit den Krankheitserscheinungen unserer Überflußgesellschaft (Krebs, usw.), noch in der Lage, die Bedürfnisse der Armen dieser Welt zu sehen, deren Krankheiten in engem Ursachenzusammenhang stehen mit ihrer Armut? Während der Drang nach Selbstverwirklichung ohne Selbsterkenntnis den Sinn vieler Menschen in den Industrieländern trübt und sie zur Flucht vor sich selbst und ihrer Selbstverantwortung verführt, bleibt Millionen von Menschen die Möglichkeit verschlossen, ihr Leben selbstverantwortlich zu gestalten, weil Armut und Krankheit sie zur Hinnahme ihres Geschicks zwingen. So geben die einen im übermäßigem Genuß ihrer Freiheit, die anderen im übermäßigem Leid ihres Gefangenseins sich selbst auf.

Solche Widersprüche gehen selbstverständlich die Politiker nicht weniger an als die Ärzte. Die Weltgesundheitsorganisation (WHO) hat auf ihrer letzten internationalen Konferenz, die am 12. September dieses Jahres in Alma Ata zu Ende ging, die unlösbare Verflochtenheit von Medizin, Sozialgefüge und Politik formuliert, indem sie die Gesundheit des Menschen auch als „Bestandteil sozialer Gerechtigkeit und sozialer Entwicklung" bezeichnete. Zwischen der Gesundheit des einzelnen und dem Gesundheitszustand eines Sozialkörpers besteht eine Vielfalt ursächlicher und einander bedingender Zusammenhänge, aus denen sich die soziale Verantwortung des Mediziners ebenso zwingend ergibt wie die des Politikers. So reichen auch zwei der drei wissenschaftlichen Schwerpunkte Ihrer Tagung weit hinaus über den rein fachmedizinischen Fragenkreis und wollen als Beitrag zur Lösung von sozialpolitischen und sozial-ethischen Problemen verstanden werden. Auf solche Weise bestätigen Sie als hochspezialisierte Mediziner, wie recht der große Virchow hatte, als er die Politik „Medizin im Großen" nannte. Sicher ist Ihre Tagung schon dann erfolgreich gewesen, wenn sie gleichsam „innermedizinisch" zu neuen Erkenntnissen führt. Diese Selbstgenügsamkeit aber würde nicht nur einer weiteren zersplitternden Spezialisierung innerhalb der Medizin Vorschub leisten, sie würde auch dazu führen, daß der Rückzug des Fachmanns aus dem Mitleiden in die sogenannte „wissenschaftliche Objektivität" den kranken Menschen von seiner Krankheit trennte und ihn damit zu einem Gegenstand zweitrangigen Interesses erniedrigte. Von solcher Beharrung im engen Kreis des nur Fachmännischen wollen Sie sich auch auf dieser Tagung frei machen. Dazu wünsche ich Ihnen von Herzen allen Erfolg.

Inhaltsverzeichnis

Autorenverzeichnis (List of Authors) IV

Vorwort (Preface) 1

Spann, W.: Rechtsmedizinische Aspekte zum Schwangerschaftsabbruch (Aspects of interruption in legal medicine) 3

Korting, G.W.: Haut- und Geschlechtskrankheiten der Mutter als Indikation zur Einleitung einer Interruptio (Indications for induced abortion: Dermatoses and venereal diseases of the mother) 9

Greither, A.: Genodermatosen als Indikation zur Interruptio (Indications for induced abortion: Hereditary skin disorders) 13

Schnyder, U.W.: Genodermatosen als Indikation zur Interruptio: Epidermolysis hereditaria (Indications for induced abortion: Epidermolysis hereditaria) 23

Murken, J.D., Stengel-Rutkowski, S., Wirtz, A.: Über den Schwangerschaftsabbruch aufgrund pränataler Diagnostik (Induced abortion on account of prenatal diagnosis) 25

Zimmer, F.: Die Problematik des Schwangerschaftsabbruchs (Problems of induced abortion from the standpoint of a gynecologist) 31

Döring, G.K.: Welche kontrazeptive Methode kann der Arzt empfehlen (Which contraceptive should a doctor advice?) 37

Bockelmann, P.: Die Regelung des Schwangerschaftsabbruchs im geltenden deutschen Strafrecht (Induced abortion in contemporary german penal law) 41

Breit, H.: Der Mensch, der Hüter des Menschen (Man, guardian of man) 47

Sachverzeichnis (Subject Index) 51

Autorenverzeichnis

Prof. Dr. Hans Jürgen Bandmann,
   Chefarzt der Dermatologischen und Allergologischen Abteilung des Städt. Krankenhauses München-Schwabing, Akademisches Lehrkrankenhaus der Ludwig-Maximilians Universität
   Kölner Platz 1, 8000 München 40

Prof. Dr. Dr. h. c. Paul Bockelmann
   Strafrecht und Prozeßrecht
   Klingsorstraße 3/V, 8000 München 81

Dr. theol. Herbert Breit
   Bischof-Meiser-Straße 2, 8023 Pullach

Prof. Dr. Gerhard Döring
   Chefarzt der gynäkologisch-geburtshilflichen Abteilung des Städt. Krankenhauses München-Harlaching
   Sanatoriumsplatz 2, 8000 München-Harlaching

Prof. Dr. Dr. Alois Greither
   Direktor der Universitäts-Hautklinik Düsseldorf
   Moorenstraße 5, 4000 Düsseldorf

Prof. Dr. Günter W. Korting
   Direktor der Universitäts-Hautklinik Mainz
   Langenbeckstraße 1, 6500 Mainz

Prof. Dr. Jan D. Murken
   Ltd. Oberarzt der Kinderpoliklinik der Universität München
   Schillerstraße 41, 8000 München 2

Prof. Dr. Urs W. Schnyder
   Direktor der Dermatologischen Universitätsklinik, Kantonsspital
   Gloriastraße 31, CH-8091 Zürich

Prof. Dr. Wolfgang Spann
   Direktor des Instituts für Rechtsmedizin der Universität München
   Frauenlobstraße 7 a, 8000 München 15

Prof. Dr. Fritz Zimmer
   Chefarzt der gynäkologisch-geburtshilflichen Abteilung des Kreiskrankenhauses München-Pasing
   Steinerweg 5, 8000 München 60

Vorwort

Die Beratung bei und vor Risikoschwangerschaften, die Prüfung der medizinischen oder der eugenischen Indikation zum Schwangerschaftsabbruch sind auch Aufgaben des Dermatologen. Sie stellen sich keineswegs selten. Zu ihrer Lösung muß der rechtliche und rechtsmedizinische Hintergrund der neugefaßten Paragraphen 218 ff. des Strafgesetzbuches bekannt sein. Es gilt das Wagnis der Schwangerschaft dem Leben des zu erwartenden Kindes und den eigentlichen Gefahren einer kunstgerecht durchgeführten Interruptio gegenüberzustellen, um als Arzt in der gebotenen Verantwortlichkeit Entscheidungen vorbereiten zu helfen.

Kaum eine Fachdisziplin wird in einer solchen Vielfältigkeit zur Frage der eugenischen Indikation des Abortes oder der Zulässigkeit einer gewünschten Schwangerschaft gehört werden müssen wie die Dermatologie. Die Fülle und die unterschiedliche Schwere der Genodermatosen gilt es genauso anzusprechen wie die Hilfe durch neue Möglichkeiten der Therapie. Noch einmal erhält die deutsche Medizin die Möglichkeit, zur Frage der Eugenik Stellung zu beziehen, sie kann sie frei von politischen Zwängen, doch nicht ganz so frei von veröffentlichten Meinungen finden. Die eigentliche medizinische Indikation, die Entscheidung: Leben und Gesundheit der Schwangeren oder artifizieller Abort, wird der Dermatologie nicht nur bei den relativ seltenen Schwangerschaftsdermatosen, sondern auch bei zahlreichen anderen Leiden wie den Autoimmunkrankheiten und bei dem Melanomalignom mitzutreffen haben.

Die Frage des Schwangerschaftsabbruches ist verknüpft mit der Frage eines geeigneten und möglichen Konzeptionsschutzes. Hier muß der Hautarzt über Zuverlässigkeit sowie Anwendbarkeit der verschiedenen Möglichkeiten informiert sein.

Das Thema sollte und wurde an dem Ort dargestellt und erläutert, wo es frei von ideologischen und politischen Einflüssen geschehen konnte: Auf einer wissenschaftlichen Fachtagung. Die Vortragenden wurden ausschließlich nach ihrer wissenschaftlichen Qualifikation für dieses Thema und nach ihren rhetorischen Fähigkeiten ausgesucht. Ihr politischer oder ideologischer Standort zum Thema war unbekannt und für die Tagungsleitung irrelevant. Es wurde nichts abgesprochen oder empfohlen.

Der abschließende theologische Vortrag allerdings war in seinem Inhalt vorhersehbar. Er sollte die andere Perspektive eines sonst nur rechts- und naturwissenschaftlich abgehandelten Themas aufzeigen. Dies wegen einiger zwar wissenschaftlich bedeutungsloser jedoch „engagierter" Bemerkungen weniger, meist Fachfremder nach dem Kongreß.[1] Das Echo aus dem Kreis der Kongreßteilnehmer war für uns eine nachträgliche Bestätigung der Auswahl des Themas und der Art der Abhandlung. Es ermutigte uns, diese Zusammenfassung zu veröffentlichen.

H.-J. Bandmann

---

1 z. B. „Explorator", Münch Med Wschr *120*:38 (1978), Zuschrift Barbara Holzegel, Dt Derm *27*:206 (1978)

Rechtsmedizinische Aspekte zum Schwangerschaftsabbruch

Wolfgang Spann, München

Zusammenfassung

Zu den Aufgaben des Arztes gehören heute zunehmend auch Entscheidungen, die juristische Kenntnisse verlangen. So müssen die Ärzte, die einen Schwangerschaftsabbruch durchführen, allein beurteilen, ob die Voraussetzungen dafür gegeben sind. Dazu gehört die Einwilligung der Patientin, die ihre Entscheidungsfähigkeit voraussetzt. Dies ist insbesondere bei Minderjährigen von Bedeutung. Beim Schwangerschaftsabbruch ist eine umfassende Aufklärung geboten, wobei auch auf das Lebensrecht des Ungeborenen hingewiesen werden sollte. Auch die Feststellung der Indikation obliegt dem Arzt. Probleme werfen hier vor allem die eugenische und die soziale Indikation auf. Als eugenische Indikation gilt die Wahrscheinlichkeit, daß das Kind nur kurze Zeit lebensfähig sein wird oder irreparable – körperliche bzw. psychische – Schäden zu erwarten sind. Bei einer Wahrscheinlichkeit unter 50 Prozent gilt eine Schädigung als nicht mehr naheliegend. Bei einer sozialen Indikation muß die Notlage ähnlich schwer wiegen wie bei den anderen drei Situationen. Dabei sind die vielfältigen Möglichkeiten sozialer Hilfen für Mutter und Kind zu bedenken.

Summary

An increasing number of the doctor's decisions in connection with legal abortions require a knowledge of current legislation. The physicians who conduct induced abortion have to decide by themselves if legal requirements are fullfilled. According to the laws of the German Federal Rebublic, these include the consent of the patient, taking for granted her capability to decide. This is important especially for minor. Comprehensive instruction is imperative. The doctor should emphasize the right of the unborn to live. The doctor is also obliged to state whether an indication is given or not. Here are difficulties with eugenic and social indications. A definition of the eugenic indication is the probability that the child will either live only for a short period or that non-reparable physical, or psychical, damage is to be expected. A risk of below 50% is not considered. Concerning the social indication, the distress must be comparable. Here a lot of possibilities of social support for mother and child are to be considered.

Im Gegensatz zu früher, als der Arzt sich ausschließlich diagnostischen und therapeutischen Aufgaben widmen konnte, kommen heute zunehmend sowohl im Krankenhaus, aber auch in der täglichen Praxis Probleme und Entscheidungen auf ihn zu, die nicht unmittelbar der Feststellung und Heilung von Krankheiten dienen. Gerade diese zusätzlichen Anforderungen, die andererseits aus dem Berufsbild des heutigen Arztes nicht mehr hinweggedacht werden können, sind es, die dem Arzt neben seiner rein ärztlichen Aufgabe eine Fülle zusätzlicher Belastungen bringen. Die verantwortungsvolle und vielfach auch risikoreiche Bewältigung dieser zusätzlichen Anforderungen verlangt vom Arzt profunde Kenntnisse weit über ärztliches Wissen hinaus, meist aus dem Grenzgebiet der Jurisprudenz oder gar ausschließlich aus diesem Bereich.

Für den Arzt bringt diese spezielle Situation mit einer Ausweitung seines Aufgabenbereiches nicht nur zusätzliche Belastung, sondern auch weitere Risiken. Gerade im Zusammenhang mit ärztlichen Maßnahmen ist bei Entscheidungen, die über das rein Ärztliche hinausgehen, häufig mit nur schwer voraussehbaren Rück- und Weiterwirkungen sowohl auf die eigene Person, vor allem aber auch auf den Patienten zu rechnen.

Eine dieser Fragestellungen betraf seit der Zulässigkeit der medizinischen Indikation den legalen Schwangerschaftsabbruch. Aber auch die unterlassene Hilfeleistung, die Aufklärungspflicht, die Meldepflicht allgemein und speziell im Zusammenhang mit der Leichenschau verlangen weit über die ärztliche Sphäre hinausgehende Kenntnisse.

Die derzeit gültige gesetzliche Neuregelung des Schwangerschaftsabbruches brachte in ihrer Entstehungsphase eine zum Teil erbitterte Diskussion über Grundsatzfragen mit sich. Mit dieser Änderung der Abtreibungsvorschriften – vielfach wertend als Reform bezeichnet – wurde eine lange und leidenschaftliche politische Diskussion zumindest vorerst zum Abschluß gebracht. Wie häufig bei der Verabschiedung von Gesetzen, die die Erfüllung von Zusagen an die Öffentlichkeit zumindest mitbeinhalten, kamen mit dem Inkrafttreten rechtliche Auslegungsfragen und praktische Probleme auf uns zu. Der Gesetzgeber hat es sich leicht gemacht und die Verantwortung auf die ärztlichen Schultern abgeschoben. Die Ärzte, die den Eingriff vornehmen, müssen allein beurteilen, ob die Voraussetzungen für einen Schwangerschaftsabbruch gegeben sind oder nicht. Ärzte sind in die Beratungsregelung miteinbezogen. Schließlich sind sie allein dazu berufen, Feststellungen über das Vorliegen von Indikationen, die zum Teil weit jenseits ärztlicher Fragestellungen liegen, zu treffen.

Es ist bedauerlich, daß der Gesetzgeber wesentliche Vorstellungen und Erwartungen der Ärzteschaft nicht erfüllt hat, so zum Beispiel die Einrichtung von Gutachterstellen zur Feststellung der Indikation. Ebenso wurden durch das Gesetz für die Ärzteschaft wichtige Fragen, wie etwa die der Einwilligungsfähigkeit minderjähriger Schwangerer, offengelassen. Da wir, sicher nicht für immer, aber zumindest für einen nicht abschätzbaren Zeitraum mit diesem Gesetz werden leben müssen, ist es unumgänglich notwendig, daß jeder Arzt sich eingehend mit dieser neuen Situation vertraut macht, die sich in den entscheidenden Punkten nicht mit der althergebrachten ärztlichen Vorstellungen über den Schutz des ungeborenen Lebens in Einklang bringen läßt.

Mit diesem Gesetz im verfassungsrechtlichen Spannungsfeld zwischen dem Schutz des ungeborenen Lebens und den schützenswerten Interessen der Schwangeren zu befriedigenden Lösungen zu gelangen, wird ebenso auch mit von unserem Verhalten abhängen, wie das Urteil, das spätere Generationen über uns fällen werden.

Ein Blick in die Geschichte der Völker zeigt, daß der Schwangerschaftsabbruch in der Gesetzgebung der einzelnen Länder in jeder Richtung — abhängig von politischen Überlegungen und der Opportunität — zum Teil in kurzen Zeitabständen unterschiedlich beurteilt wurde. Im Gegensatz dazu haben die großen Glaubensgemeinschaften eine konsequente Haltung im Hinblick auf den Schutz des Lebens im Mutterleib eingenommen.

Nach § 218 StGB — in der Fassung, die mehr als 100 Jahre bis 1974 Gültigkeit hatte — war vom Tatbestand her jeder Schwangerschaftsabbruch mit Strafe bedroht. Lediglich der medizinisch indizierte Schwangerschaftsabbruch zur Abwendung einer ernsthaften Todesgefahr und Gefahr einer schweren Gesundheitsschädigung der Schwangeren war nach den von der Rechtsprechung und Rechtslehre entwickelten Grundsätzen des sog. übergesetzlichen Notstandes gerechtfertigt.

Die ethische, eugenische und soziale Indikation waren mit Ausnahme von zeitlich oder regional beschränkten Sonderregelungen als Rechtfertigungsgrund grundsätzlich nicht anerkannt.

Dieser Rechtszustand wurde durch das 5. Strafrechtsreformgesetz vom 18. Juli 1974 abgelöst.

Nach nunmehr derzeit geltendem Recht ist ein Schwangerschaftsabbruch nach wie vor grundsätzlich nach § 218 StGB strafbar, wenn nicht ein besonderer Rechtfertigungsgrund eingreift.

Damit stellt sich für den Arzt die Rechtslage ähnlich dar, wie bei sonstigem ärztlichen Handeln: denn nach ständiger höchstrichterlicher Rechtsprechung erfüllt jeder ärztliche Eingriff in die körperliche Integrität, auch lege artis durchgeführt, den Strafrechtstatbestand der Körperverletzung (§§ 223 ff StGB). Die Rechtswidrigkeit und damit eine strafrechtliche Haftung des Arztes wird im Regelfall durch den Rechtfertigungsgrund der Einwilligung des Patienten ausgeschlossen.

Beim Schwangerschaftsabbruch durch den Arzt verlangt das Gesetz zu dessen Rechtfertigung neben der Einwilligung der Patientin zusätzlich noch das Vorliegen einer zulässigen Indikation, ferner die Durchführung von Beratungs- und Feststellungsmaßnahmen. Die Einwilligung der Patientin allein rechtfertigt somit noch nicht den Eingriff.

Die Voraussetzungen im Einzelnen

Einwilligung

Im Gegensatz zum ärztlichen Eingriff allgemein verlangt das Gesetz bei beabsichtigtem Schwangerschaftsabbruch ausdrücklich die rechtswirksame Einwilligung der Patientin. Sollte der Eingriff gegen den Willen der Frau erfolgen, so liegt in der Regel ein besonders schwerer Fall vor. Eine rechtswirksame Einwilligung setzt voraus, daß die Patientin sie auf Grund zutreffender Einsicht in die Umstände erteilt hat, die für die Motivation zum Entschluß zum Schwangerschaftsabbruch entscheidend sind. Dies erfordert, wie bei allen ärztlichen Eingriffen, das Selbstbestimmungsrecht der Patientin.

Der Schwangerschaftsabbruch stellt einen Eingriff in zwei verschiedene Rechtsgüter dar. Zum einen wird die körperliche Integrität der Schwangeren durch den Eingriff wie durch jeden ärztlichen Eingriff beeinträchtigt.

Der Eingriff erschöpft sich jedoch nicht in der Verletzung der körperlichen Integrität der Schwangeren. Es wird vielmehr darüber hinaus, und zwar als unmittelbares Ziel des Eingriffes das ungeborene Leben vernichtet. Trägerin dieses Rechtsgutes ist nicht — zumindest nicht ausschließlich — die Schwangere. Diese Auffassung soll insbesondere mit dem Schlagwort „Mein Bauch gehört mir" geleugnet werden. Das werdende menschliche Leben ist als eigenständiges Rechtsgut dem Schutzbereich des Strafrechts unterstellt. Zur Rechtfertigung des Schwangerschaftsabbruches genügt daher nicht die zur Rechtfertigung der Körperverletzung ausreichende Einwilligung der Schwangeren.

Voraussetzung ist ferner die Willensfähigkeit zum Zeitpunkt der Einwilligung. Die Prüfung, ob die Schwangere, die den Eingriff wünscht, fähig ist, Wesen und Bedeutung und Tragweite des Schwangerschaftsabbruches voll zu erfassen und ihren Willen danach zu bestimmen, hat der Arzt vorzunehmen, der den Eingriff durchzuführen beabsichtigt.

Dauernde Einwilligungsfähigkeit

Fehlt der Schwangeren nicht nur vorübergehend die Fähigkeit, Wesen, Bedeutung und Tragweite eines Schwangerschaftsabbruches zu beurteilen, so hat der Inhaber des Personensorgerechtes die Entscheidung an ihrer Stelle zu treffen. Dies muß grundsätzlich für jede der im Gesetz genannten Indikationen gelten. Es erscheint nicht gerechtfertigt, für die Notlageindikation dem Personensorgeberechtigten die Einwilligungsberechtigung generell abzusprechen. Dies hätte zur Folge, daß bei einwilligungsunfähigen Schwangeren, bei denen die Voraussetzungen einer Notlage erfahrungsgemäß überdurchschnittlich oft vorliegen, dieser Indikationsgrund völlig entfiele.

Zeitweilige Einwilligungsunfähigkeit

Ist eine Schwangere lediglich zeitweise nicht in der Lage, eine Entscheidung über den Schwangerschaftsabbruch zu treffen, so ist der Eingriff grundsätzlich solange zurückzustellen, bis sie wieder entscheidungsfähig ist. Ist ein Aufschub des Eingriffes nicht vertretbar, weil dadurch die Schwangere der Gefahr des Todes oder einer schweren Gesundheitsschädigung ausgesetzt oder die Eingriffsfrist nach § 218 StGB verstreichen würde, so muß versucht werden, die Entscheidung der Personensorgeberechtigten, also bei Minderjährigen der Eltern und bei Volljährigen eines Pflegers, herbeizuführen. Diese haben sodann anstelle der Schwangeren über den Abbruch zu entscheiden, dürfen sich jedoch nicht über ihren erkennbaren Willen hinwegsetzen.

Einwilligungsfähigkeit, insbesondere bei minderjährigen Schwangeren

Die Einwilligungsfähigkeit beurteilt sich nicht nach der zivilrechtlichen Geschäftsfähigkeit und somit nicht nur nach dem Lebensalter, sondern ausschließlich nach der Fähigkeit, Wesen, Bedeutung und Tragweite des Eingriffes voll zu erfassen und den Willen danach zu bestimmen. Ob diese Einsichts- und Urteilsfähigkeit vorliegt, ist vom Arzt je nach Lage des Einzelfalles zu entscheiden.

Die Frage der Einwilligungsfähigkeit gewinnt besondere Bedeutung für den Schwangerschaftsabbruch bei Minderjährigen. Wird ein Mädchen geschwängert, das noch keine 14 Jahre alt ist, so liegt immer der Straftatbestand des sexuellen Mißbrauches von Kindern und damit nach § 218 a Abs. 2. Nr. 2 StGB eine ethische Indikation vor. Sexuelle Handlungen an Personen ab Vollendung des 14. Lebensjahres bis zur Volljährigkeit (mit 18 Jahren) sind zwar unter bestimmten Voraussetzungen ebenfalls strafbar, sie begründen jedoch im Falle der Schwangerschaft der Minderjährigen keine ethische Indikation (außer, es liegt eine Vergewaltigung nach § 177 StGB oder eine sexuelle Nötigung nach § 178 StGB vor). Das jugendliche Alter der Schwangeren kann jedoch ein im Rahmen der medizinisch-sozialen oder der Notlagen-Indikation relevanter Umstand sein. Bei Personen unter 14 Jahren kann die Fähigkeit, Wesen, Bedeutung und Tragweite eines Schwangerschaftsabbruches voll zu erfassen, generell nicht angenommen werden. Bei Personen über 14 Jahren ist dies dagegen in jedem Fall zu prüfen. An ihre Einsichts- und Urteilsfähigkeit sind umso höhere Anforderungen zu stellen, je schwerer wiegender der Eingriff ist, je weniger dringend er indiziert ist und je weiter die Schwangere von der Volljährigkeit entfernt ist.

Aus Gründen der Beweismittelsicherung – nur deshalb und nicht etwa weil es vorgeschrieben wäre – sollte der Arzt schriftliche Aufzeichnungen über die Feststellung der Einwilligungsfähigkeit der Minderjährigen und die Zustimmung des gesetzlichen Vertreters anfertigen.

Aufklärung

Neben dem allgemeinen Grundsatz, daß die Einwilligung nur dann rechtswirksam ist, wenn die Patientin über den Eingriff ausreichend aufgeklärt worden ist, hat der Gesetzgeber beim Schwangerschaftsabbruch zusätzlich eine Aufklärungspflicht positiv (§ 218 b Abs. 1 Nr. 2 StGB) normiert.

Beim Schwangerschaftsabbruch ist eine besonders umfassende Aufklärung geboten.

Auch auf das Lebensrecht des Ungeborenen sollte hingewiesen werden. Kommt der Arzt seiner Aufklärungspflicht in diesem Bereich nicht oder nicht genügend nach, so ist allerdings nach wohl herrschender juristischer Meinung dennoch eine ausreichende ärztliche Beratung im Sinne des § 218 n. ABs. 1 Nr. 2 StGB erfolgt, wenn im übrigen die rein medizinische Seite hinreichend aufgeklärt worden ist.

Aus ärztlicher Sicht ist in erster Linie über die Risiken des Eingriffes aufzuklären.

Als allgemeiner Grundsatz gilt, daß auf die Aufklärung über entfernt liegende Risiken um so mehr verzichtet werden kann, je dringender der Eingriff aus medizinischen Gründen geboten ist.

Dokumentation

Obwohl das Gesetz eine Schriftform für Aufklärung und Einwilligung nicht vorschreibt, ist schriftliche Erklärung aus Gründen der Beweismittelsicherung zweckmäßig und empfehlenswert. Besser als die Verwendung von Formularen sind individuelle Aufzeichnungen oder die Ergänzung der Formulare durch handschriftliche Zusätze, insbesondere wenn auf schwerwiegende oder entfernte Risiken hingewiesen wurde.

Die Indikationen

Das Gesetz geht in der Neufassung des § 218 StGB von einer umfassenden medizinisch-sozialen Indikation aus. Die übrigen nach bisheriger Auffassung selbständigen Indikationen gelten jetzt nur noch als „Unterindikationen", bei deren Vorliegen zugleich die Voraussetzungen der sozialmedizinischen Indikation erfüllt sind.

Die medizinische Indikation

Die (sozial-) medizinische Indikation nach § 218 a Abs. 1 Nr. 2 StGB ist gegeben, wenn „der Abbruch der Schwangerschaft unter Berücksichtigung der gegenwärtigen und zukünftigen Lebensverhältnisse der Schwangeren nach ärztlicher Erkenntnis angezeigt ist, um eine Gefahr für das Leben oder die Gefahr einer schwerwiegenden Beeinträchtigung des körperlichen oder seelischen Gesundheitszustandes der Schwangeren abzuwenden und die Gefahr nicht auf andere für sie zumutbare Weise abgewendet werden kann".

Dies bedeutet streng genommen, daß zunächst alle anderen zumutbaren Möglichkeiten, die geeignet sind, die mit der Schwangerschaft für die Schwangere verbundenen Gefahren abzuwenden, ausgeschöpft sein müssen, bevor ein Schwangerschaftsabbruch als ultima ratio durchgeführt werden darf.

Weiter ist Voraussetzung, daß der Schwangerschaftsabbruch nach ärztlicher Erkenntnis, entsprechend den Kenntnissen der medizinischen Wissenschaft, insbesondere der Schulmedizin, als ein geeignetes und zugleich angemessenes Mittel zur Abwendung einer der Schwangeren drohenden Gefahr anzusehen ist.

Neben medizinischen Ursachen kann eine Lebensgefahr auch durch die Selbstmordgefahr bedingt sein.

Die eugenische Indikation

Sprechen dringende Gründe für die Annahme, daß das Kind infolge einer Erbanlage oder schädlicher Einflüsse vor der Geburt an einer nicht behebbaren Schädigung seines Gesundheitszustandes leiden würde, so ist der Schwangerschaftsabbruch dann zulässig, wenn die zu befürchtende Schädigung so schwerwiegt, daß von der Schwangeren die Fortsetzung der Schwangerschaft nicht verlangt werden kann. Wiederum nach den Erkenntnissen der medizinischen Wissenschaft muß es wahrscheinlich sein, daß das Kind entweder nur kurze Zeit lebensfähig sein wird oder schwere und irreparable körperliche oder psychische Schädigungen, die nicht behebbar sind, zu erwarten sind. Besteht die Möglichkeit einer Heilung oder Korrektur (z.B. bei einem Wolfsrachen), ist ein Schwangerschaftsabbruch nicht zulässig.

Da einerseits dringende Gründe für die Annahme des Eintrittes einer Schädigung sprechen müssen und andererseits im Bereich der Medizin prognostische Voraussagen immer problematisch sind, wurde versucht, Mindestquoten für den Grad der Wahrscheinlichkeit des Eintrittes festzusetzen. Grundsätzlich wurde dazu ausgeführt, daß bei einer Quote von weniger als 50 Prozent eine Schädigung nicht mehr naheliegend und es dementsprechend nicht zulässig sei, den Dringlichkeitsgrad der Gründe z.B. nach der Schwere der möglichen Schädigung herabzustufen, da ein solches niedriges Schädigungsrisiko nicht mit dem hohen Rechtswert, den die gesunden menschlichen Früchte darstellen, deren Vernichtung mit in Kauf genommen würde, vereinbart werden kann.

Die kriminologische oder ethische Indikation

Diese liegt vor (§ 218a Abs. 2 Nr. 3 StGB), wenn dringende Gründe für die Annahme sprechen, daß eine Schwangerschaft auf einer Vergewaltigung (§ 177 StGB), auf einer sexuellen Nötigung (§ 178 StGB), auf einem sexuellen Mißbrauch einer seelisch oder körperlich widerstandsunfähigen Frau (§ 179 StGB) oder einem sexuellen Mißbrauch eines Kindes unter 14 Jahren (§ 176 StGB) beruht.

Bei der ethischen Indikation wird der Arzt, der über sie entscheiden soll, schon bei der Überprüfung der von der Schwangeren behaupteten Fakten vor nahezu unüberwindliche Schwierigkeiten gestellt.

Solche dringende Gründe sollen vorliegen, wenn zwischen der Schwangerschaft und einer der obengenannten in rechtswidriger Weise begangenen Tat ein zeitlicher Zusammenhang festgestellt werden kann. Der feststellende und der den Eingriff vornehmende Arzt müssen nicht nur prüfen, ob an der Schwangeren eine rechtswidrige Tat nach den §§ 176 oder 179 StGB begangen wurde, sondern auch, ob dringende Gründe für die Annahme bestehen, daß die Schwangerschaft auf der Tat beruht. Auf welche Weise und mit welchem Gewißheitsgrad ein solcher Nachweis zu führen ist, läßt das Gesetz offen – von der Schwangeren wird nicht einmal verlangt, daß sie die an ihr angeblich begangene Straftat zur Anzeige gebracht und damit polizeiliche Ermittlungen, auf die sich der Arzt stützen könnte, in Gang gebracht hat. Es bleibt letztlich dem Beurteilungsvermögen des Arztes überlassen, inwieweit er dem Vorbringen der Schwangeren glaubt vertrauen zu dürfen. Die Schwangere bleibt auch dann straflos, wenn sie den Abbruch durch bewußt unwahre Angaben erschlichen hat.

Eine eingehende ärztliche Untersuchung der betroffenen Frau nach der Tat mit dem Versuch des Spermanachweises unter Umständen auch der serologischen Typisierung des Spermas kann für den Arzt in solchen Fällen hilfreich sein, obgleich keinerlei Grund zu der Annahme besteht, daß der Gesetzgeber an der Objektivierung das geringste Interesse hat.

Die soziale Indikation

Die zwar rechtsgültige aber trotzdem sehr umstrittene Vorschrift setzt voraus, daß nach ärztlicher Erkenntnis der Abbruch der Schwangerschaft angezeigt sein muß, „um von der Schwangeren die Gefahr einer Notlage abzuwenden, die so schwer wiegt, daß von der Schwangeren die Fortsetzung der Schwangerschaft nicht verlangt werden kann und nicht auf eine andere für die Schwangere zumutbare Weise abgewendet werden kann".

Nach der Entscheidung des Bundesverfassungsgerichtes muß die Notlage bei Berücksichtigung der gesamten persönlichen und sozialen Situation der Schwangeren ähnlich schwer wiegen wie bei den übrigen drei Indikationen. Eine abstrakte Festlegung, wann eine solche Notlage vorliegt, ist praktisch unmöglich. Schließlich und endlich geht es immer um ein „Mehr an Lebensqualität", nur ist fraglich, bis zu welchem Maß.

In jedem konkreten Einzelfall ist umfassend zu prüfen, ob der Schwangeren die soziale Notlage noch zumutbar ist oder nicht, wobei immer der hohe Rang des ungeborenen Lebens in unserer Rechtsordnung zu beachten ist. Stets sind auch die heutzutage vielfältigen Möglichkeiten sozialer Hilfen für Mutter und Kind zu bedenken. Unter diesem Gesichtspunkt wird selbst z.B. eine spätere Heimunterbringung, Unterbringung bei einer anderen Familie oder Adoption des Kindes für nicht unbedingt unzumutbar angesehen, auch wenn von der Schwangeren dagegen erhebliche Einwände geltend gemacht werden.

Recht und Pflicht des Arztes zur Vornahme eines Schwangerschaftsabbruches

Die Berechtigung der Durchführung

Sind sämtliche Zulassungsvoraussetzungen eines Schwangerschaftsabbruches gegeben, ist nach dem Gesetz jeder approbierte Arzt, nicht nur der Gynäkologe, zu dessen Durchführung berechtigt.

Beim Schwangerschaftsabbruch betrifft die lex artis sowohl die Diagnose der Voraussetzung des Eingriffes als auch die Durchführung selbst und die unmittelbar danach notwendigen Maßnahmen. Im übrigen darf der Schwangerschaftsabbruch nur in einem Krankenhaus oder in einer hierfür zugelassenen Einrichtung vorgenommen werden (Art. 3 Abs. 1, 5. StrRG). Eine solche „Einrichtung" kann auch eine Praxis eines niedergelassenen Arztes sein, wenn in dieser die notwendige medizinische Nachbehandlung gewährleistet ist. Auch ein ambulanter Schwangerschaftsabbruch wäre daher denkbar, wenn in der Praxis alle geeigneten Maßnahmen für die Behebung von Zwischenfällen durchgeführt werden können.

Die Verpflichtung

Nach Art. 2, 5. StrRG ist niemand verpflichtet, an einem Schwangerschaftsabbruch mitzuwirken; dies gilt nicht, „wenn die Mitwirkung notwendig ist, um von der Frau eine anders nicht abwendbare Gefahr des Todes oder einer schweren Gesundheitsschädigung abzuwenden".

Kassenärztliche Pflichten

Der Kassenpatient hat gegen die Krankenkasse einen öffentlich-rechtlichen Anspruch auf kassenärztliche Versorgung in Form der in der RVO näher bezeichneten Regelleistung. Durch das Strafrechtsreform-Ergänzungsgesetz wurde der rechtmäßige Schwangerschaftsabbruch in die kassenärztliche Versorgung einbezogen. Die von der kassenärztlichen Vereinigung sicherzustellende kassenärztliche Versorgung umfaßt somit auch den regelmäßigen Abbruch einer Schwangerschaft. Damit besteht grundsätzlich eine Pflicht der Kassenärzte, bei rechtsmäßigem Schwangerschaftsabbruch die ärztliche Versorgung sicherzustellen. Diese Verpflichtung für den Kassenarzt ist jedoch nicht unbeschränkt. Er kann nach herrschender Lehre aus Gewissensgründen oder sonstigen sachgerechten Erwägungen ablehnen.

Haut- und Geschlechtskrankheiten der Mutter als Indikation zur Einleitung einer Interruptio

Günter W. Korting, Mainz

Zusammenfassung

Die therapeutischen Fortschritte der Medizin haben den Katalog von dermatologischen Erkrankungen schrumpfen lassen, in denen eine Indikation für einen Schwangerschaftsabbruch zu sehen ist. Dies gilt für die Impetigo herpetiformis und den Herpes gestationis. Bei der Sklerodermie, dem Lupus erythematodes acutus und der Dermatomyositis muß die Frage von Fall zu Fall entschieden werden. Speziell beim Lupus erythematodes sollten schon wegen der aggressiven Therapie kontrazeptive Maßnahmen im Vordergrund stehen. Ein malignes Melanom der Mutter kann zur diaplazentaren Metastasierung führen. Ob eine Schwangerschaft die Entwicklung bzw. das Fortschreiten eines Melanoms fördern kann, wird noch diskutiert. Dennoch ist das Melanomalignom als absolute Indikation zur Interruptio anzusehen.

Summary

Therapeutic progress in medicine has diminished the number of diseases representing indications for interruption. This is true for impetigo herpetiformis and for herpes gestationis. In scleroderma, acute lupus erythematosus and dermatomyositis, the question has to be decided individually. Particularly in lupus erythematosus, contraception is to be advised because of the teratogenic side effects of therapeutic drugs. Metastases can arise in the fetus from a malignant melanoma of the mother. Whether pregnancy can promote the development or the progression of malignant melanoma, is still under discussion. Nevertheless, melanomalignoma must be regarded as an absolute indication for interruption.

Die Notwendigkeit einer Schwangerschaftsunterbrechung aus medizinischem Grunde wurde in allen Rechtsstaaten seit der zweiten Hälfte des vorigen Jahrhunderts gebilligt [20]. Aus dem Schrifttum hierüber ist zunächst die von Georg Winter 1918 herausgegebene Monographie „Die Indikation der Schwangerschaftsunterbrechung" hervorzuheben, ferner aus der Zeit des Nationalsozialismus die Stadtlerschen „Richtlinien für Schwangerschaftsunterbrechungen aus gesundheitlichen Gründen" sowie nach 1945 der von Naujoks veröffentlichte „Leitfaden der medizinischen Indikationen der Schwangerschaftsunterbrechung". Auch in der Gegenwart finden sich zusammenfassende, dahingehende Darstellungen der Problematik, wie etwa von C. Müller „Die medizinische Indikation zur Schwangerschaftsunterbrechung" in der „Gynäkologie und Geburtshilfe" bei Georg Thieme 1969 [20] oder eben erst 1978 in einem von Buchborn herausgegebenen Sonderheft der Zeitschrift der „Internist" [5], in denen immer wieder auch dermatologische Entscheidungskriterien zum Schwangerschaftsabbruch und seine Anzeigen besprochen werden, wobei übrigens im Gegensatz zu der veränderten Rechtslage mit ihrer Indikationserweiterung zum Schwangerschaftsabbruch offensichtlich infolge der Therapiefortschritte in den einzelnen Teilgebieten der Medizin eher eine *Einschränkung der medizinischen Indikationsstellung* zum Ausdruck kommt.

Auch die *Dermatologie* hat sich seit langem mit der Frage des Schwangerschaftsabbruchs aus der Sicht des Hautarztes befaßt, wobei ich im einzelnen auf eigene ausführliche Beiträge sowie in einer Mehrmänner-Broschüre der Bundesärztekammer „Medizinische Indikationen zum therapeutischen Schwangerschaftsabbruch" 1972 verweisen möchte [16, 17]. Aus der DDR stammt im übrigen eine zusammenfassende Darstellung von Flegel [7].

Geht man nun von dem heute als verbindlich angesehenen *Rechtsgut* aus, wonach eine Schwangerschaft nach *§ 218 a* nach ärztlicher Kenntnis abgebrochen werden darf, „um die Gefahr für das Leben oder eine schwerwiegende Beeinträchtigung des körperlichen oder seelischen Gesundheitszustandes der Schwangeren abzuwenden, wenn die Gefahr auf andere für sie zumutbare Weise nicht abgewendet werden kann", so bleibt unter dem bereits hervorgekehrten Standpunkte dermatotherapeutisch nunmehr verbesserter Möglichkeiten kein umfangreicher, *hautfachärztlicher Indikationskatalog* mehr übrig.

So gesehen, erscheint es uns heutigen Dermatologen überhaupt nur noch quasi verwunderlich, wenn von A. Jordan 1923 etwa noch der *Abbruch einer Schwangerschaft beim Lupus vulgaris* und bei der Lues oder von Buschke und Kurth beim *Pemphigus* generell befürwortet wurde. 1964 erscheint sodann die Monographie von Muth und Engelhardt „Schwangerschaftsunterbrechung und Sterilisierung in neuerer Sicht", in der im übrigen die Existenz einer *ausschließlich schwangerschaftsspezifischen Dermatopathie in Abrede* gestellt wird. 1953 weist K. Halter neben der für eine Interruption klassischerweise in Betracht kommenden *Impetigo herpetiformis* vornehmlich auf die Problematik des *malignen Melanoms* sowie des *Lupus erythematodes* und des *M. Recklinghausen* hin. In der Schweiz stellt im übrigen 1964 Kuske als weitere Krankheiten neben dem *Melanom*, als durch die Gravidität möglicherweise ungünstig beeinflußte Hautkrankheiten, auch noch die *progressive Sklerodermie* und die *Dermatomyositis* heraus.

Wenn wir nun heute zur Frage *relativer, dermatologischer Indikationen des Schwangerschaftsabbruchs* Stellung nehmen sollen, wobei von vornherein *individualpathologisch besonders schwer gelagerte Situationen* nicht berücksichtigt zu werden brauchen, so ist zunächst in Übereinstimmung mit Harnack und Randorf zu betonen, daß für einen Schwangerschaftsabbruch beim Formenkreis des *endogenen Ekzems* weder medizinische noch eugenische Indikationen zu begründen sind.

Was die *Psoriasis vulgaris* angeht, so sind bei der Schuppenflechte für gewöhnlich mehr *Schwangerschaftsbesserungen* als -verschlechterungen zu erwarten.

Hingegen vermag – nach eigener vielfältiger Beobachtung – eine längere Lactationsperiode eine Schuppenflechte zu verschlechtern.

Die *Impetigo herpetiformis* [10] war in früherer Zeit mit hoher Letalität belastet. In solchen Fällen kann auch heute, ähnlich wie es *Riecke* im Jadassohn Handbuch 1931 zum Ausdruck brachte, der artifizielle Abort zu erörtern sein. Wie aber eine 1977 erschienene Mitteilung ausweist [1], sollten derartige, aber derzeit sehr seltene Erkrankungen stets auf eine *Begleit-Hypokalzämie* überprüft werden, da deren Therapiebehebung entscheidend zur Beseitigung des Krankheitsbildes, welches vermutlich eine besondere Verlaufsform der Psoriasis darstellt, führen kann.

Einer besonderen Betrachtung bedarf alsdann nach meinem Dafürhalten der vor allem in abortiver Weise keineswegs seltene *Herpes gestationis*, der nach seiner Herausstellung durch Milton 1872 und Bulkley 1884 von Duhring 1884 selbst mit der nach ihm benannten Dermatose identifiziert wurde, was aber heute nicht mehr recht, außer phänomenologisch, aufrechterhalten werden kann. Demgegenüber formiert sich gegenwärtig mehr die Meinung, hierin eine *Variante des bullösen Pemphigoids* zu erblicken [3]. Auch scheinen nach elektronenmikroskopischen Untersuchungen [2] sogar verschiedene Untertypen des Herpes gestationis möglich zu sein. Als charakteristisch gilt aber heute das folgende: Ein häufiger Befund scheint die *Ablagerung von Komplementfaktoren*, besonders C3, in der Basalmembranzone zu sein. Charakteristischerweise findet man andererseits beim Herpes gestationis weder IgG noch andere Immunglobuline, obwohl in einigen Fällen über eine IgG-Ablagerung ähnlich wie bei bullösem Pemphigoid berichtet wurde. Zusätzlich wurden bei einigen Patienten zirkulierende Anti-BMZ-Antikörper demonstriert, was auf eine enge Beziehung zwischen Herpes gestationis und bullösem Pemphigoid hindeutet [21, 25, 26, 28]. Darüber hinaus kann aber auch C2 und C4 vermindert sein [14]. Außerdem können beim Kinde hohe Antikörpertiter gegenüber HLA-B 8 vorliegen [23]. Zur klinischen Semiotik gehört ein äußerst quälender Juckreiz, der auch dem Exanthem vorauseilen kann. Letzteres ist nach eigener Beobachtung urtikariell und Morbus-Duhring-artig polymorph oder rein pruriginös. Außer der starken Eosinophilie im Blut und in etwaigen Bläschen sind für diese seltene Schwangerschaftskomplikation – im Gegensatz etwa zum *Erythema nodosum* der Schwangerschaft, welches typischerweise im *zweiten bis fünften Graviditätsmonat* auftritt [4] – der *Beginn des Herpes gestationis* im *zweiten Schwangerschaftsdrittel*, der *schubweise Verlauf bis zur Geburt* und *bis nach etwa 30 Tagen nach dieser kennzeichnend*. Nicht selten scheinen *Auslösung von Rezidiven durch synthetische Gestagene bzw. Kontrazeptiva* zu sein [22], was doch sehr gegen die Rolle fötaler Antigene spricht [21]. Beachtenswert für die prognostische Dignität dieser Schwangerschaftdermatose ist alsdann der hohe Index von fötaler Morbidität und Mortalität, so daß man mitunter in der zweiten Schwangerschaftshälfte doch zu einer systemischen Kortikoidtherapie die Zuflucht nehmen muß [19]. Selbst gleichzeitiges Vorkommen eines Herpes gestationis bei Mutter und Kind ist beobachtet.

Andererseits soll nach einer neueren Mitteilung [18] *Vitamin B 6* zur eindrucksvollen Beeinflussung führen können. Nach eigener Erfahrung ist indes eine wirklich hoch dosierte Kalziumzufuhr das meist ausreichende Vorgehen der Wahl. Abschließend zu diesem Kapitel kommt man wohl zu dem Urteil, daß der *Herpes gestationis* im allgemeinen eine nicht allzu ungünstige Gestodermie darstellt, so daß eine Schwangerschaftsunterbrechung im allgemeinen nicht infrage kommt.

Der *Pemphigus vulgaris* tritt selten erstmalig während einer Schwangerschaft auf, beteiligt auch den Embryo kaum und wird somit im allgemeinen eine Unterbrechung kaum für gerechtfertigt erscheinen lassen. Ebenso selten ist eine Syntropie von *Porphyrie* und Schwangerschaft (etwa 60 Fälle der Literatur), jedoch ist für gewöhnlich bei der Porphyria hepatica mit deren Verschlechterung in der Gravidität zu rechnen, woraus sich eine relative Anzeige zum Schwangerschaftsabbruch und vor allem zur Kontrazeption ableiten läßt, zumal, wie bekannt, die Verabreichung von Ovulationshemmern grundsätzlich hierbei nicht unbedenklich ist.

Innerhalb des Formenkreise der *Kollagenosen* können, wie leicht zu verstehen, bei der diffusen *Sklerodermie* und deren entsprechender Lokalisation Kohabitations- wie Geburtserschwerungen bedeutsam werden. Da aber indes nach bisherigen Zusammenstellungen eine Schwangerschaft generell keinen sicheren günstigen oder ungünstigen Effekt auf das Verlaufsbild der Sklerodermie bewirkt, muß die Frage des Schwangerschaftsabbruchs von Fall zu Fall entschieden werden, wobei auch die etwas ungünstige Prognose für den Fetus nicht zu übersehen ist. Beim *Lupus erythematodes acutus* kommt es im Verlauf einer Schwangerschaft überwiegend zur Exazerbation des Leidens, so daß entsprechende Einzelfälle eine Unterbrechung indizieren können, ganz abgesehen von der Gefährdung der Frühperiode des Feten durch die heute zur Suppression von Autoaggressionsvorgängen einschlägigen Therapeutika, so daß speziell der Frage der Kontrazeption bei solchen Kranken von vornherein Augenmerk zuzuwenden ist. Bei der *Dermatomyositis* ist, abgesehen von der Tumorsyntropie und der notwendigen differenten Therapie, eine generelle Aussage über den Verlauf einer Schwangerschaft noch weniger möglich. Die Prognose dürfte aber im allgemeinen besser sein als beim viszeralen Lupus erythematodes.

Bei der *Sarkoidose* überwiegen während der Gravidität Besserungen, andererseits sind Rückfälle post partum die Regel. Jedoch scheint der Fetus, den eine solche Mutter trägt, nicht sonderlich gefährdet zu werden [24].

Innerhalb der *Dysplasien* und *Phakomatosen* ergeben sich aus der Symptomatik des *Ehlers-Danlos-Syndroms* als Schwangerschaftskomplikationen Blutungen, Varizen- oder Hernienbeschwerden, Uterusprolapse, Totgeburten und Nahtinsuffizienzen. Der *Morbus Recklinghausen* neigt ohnehin zur Selbstausmerzung (Subfertilität, Beckenmißbildungen), außerdem kommt es während der Schwangerschaft nicht selten zu deutlicher Manifestationsförderung. Ich erinnere deshalb daran, daß im Textbuch von Rook, Wilkinson und Ebling (1968, S. 50) in entsprechenden Fällen die Sterilisation als indiziert erachtet wird. Auch die *Angiophakomatosen* können während der Schwangerschaft monströse Volumenvermehrungen, Entfaltungen weiterer Aneurysmen, selbst im Uterus, erfahren, so daß es zu einer Erhöhung des Entbindungsrisikos kommen kann. Gleicherweise wird auch der *Morbus Darier* durch die Schwangerschaft oft verschlimmert.

Bei der Frage etwaiger *absoluter dermatologischer Anzeigen zum Schwangerschaftsabbruch* ist vor allem diese Problematik beim *malignen Melanom* zu besprechen. In diesem Zusammenhang möchte ich von vornherein meine wiederholt geäußerte Auffaßung abermals bekräftigen, daß ich aus medizinischen Gründen, wenn auch vornehmlich aufgrund eigener Erfahrung, den Schwangerschaftsabbruch beim malignen Melanom absolut bejahe und den Fortbestand der Schwangerschaft für die Mutter nur dann als verantwortbar anzusehen vermag, wenn der starke Wunsch nach einem eigenen Kind bei den dahingehend aufgeklärten Eltern eine gegenteilige Entscheidung erzwingt. Wichtig für die Erörterung dieser Frage ist nicht zuletzt die Möglichkeit der *diaplazentaren Metastasierung maligner Blastome* der Mutter. Für einen solchen Übertritt des Melanoms von der Mutter auf den Fetus und in Bezug auf den förderlichen Einfluß einer Gravidität für die Entwicklung eines Melanoms haben Gottron und Gertler bereits in ihrer Breslauer Zeit 1940 eigene Beispiele neben solchen aus der Literatur angeführt. Hingewiesen wird in diesem Zusammenhang häufig auf eine solche (angebliche) Erstbeobachtung von dem Heidelberger Kliniker Friedreich aus dem Jahre 1866 [8], die ich bei Abfassung dieses Manuskriptes nochmals eingesehen habe, die ich aber mit hinreichender Wahrscheinlichkeit wohl als ein Karzinom, nicht aber mit Sicherheit – trotz der histologisch vermerkten Ablagerungen von Farbstoffmassen (Hämatoidin?) – nicht ohne weiteres nachträglich als Melanom deuten kann. Friedreich hatte im übrigen selbst im Sektionsbericht ein primäres Karzinoma hepatis angenommen und bei dem kachektisch zur Welt gekommenen Kinde eine „rothgefärbte Geschwulst am li. Knie" vermerkt, die mikroskopisch „eine überraschende Übereinstimmung mit dem Bau der mütterlichen Geschwülste" aufwies. Immerhin fanden Hörmann und Lemits im Weltschrifttum vier Melanome und ein Sarkom, welche beim Kinde diaplazentar abgesiedelt waren. 1965 stellten Brodsky et al. aus der Literatur sieben Beobachtungen über Melanome zusammen, von denen drei in die Plazenta wie in den Fetus selbst, das siebente schließlich sowohl in die Plazenta wie in den Fetus Tochtergeschwülste gesetzt hatten. Eine weitere Eigenbeobachtung wurde von Brodsky et al. mitgeteilt. 1968 berichteten Holaday und Castrow sogar über die plazentare „Metastasierung" eines fetalen Riesennävuszellnävus. Dennoch kann von einem sicheren und stets vorhandenen Einfluß der Schwangerschaft auf den Verlauf eines malignen Melanoms nicht bzw. noch nicht die Rede sein; denn es gibt einerseits auch exanthematische Nävusentwicklungen ohne offensichtliche hormonelle Stimulation [6] und zum anderen neben den von mir mit zuerst berichteten *familiären Melanomen* [15] sogar *„konjugale Melanome"*, also maligne Melanome bei beiden Ehepartnern [27]. So verneinen denn auch George, Fortner und Pack Zusammenhänge zwischen Melanom und Gravidität und stellen in ihrem Beobachtungsgut von 115 Krankengeschichten lediglich einen diesbezüglich höheren prozentualen Anteil der Lymphknotenmetastasierung fest. Ähnlich verneinen auch White et al. derartige Zusammenhänge. Unsicher zu beurteilen ist auch eine Beobachtung von Stewart, welche die offenbar protrahierte, sich in ihrer Dynamik langsam steigernde Melanomentwicklung während drei Schwangerschaften betraf. Auch sind sowohl Regression (McGovern u. M.M.L. Brown) wie Progression (Foukas u. Marinos) der Melanommetastasierung nach Schwangerschaftsinterruption bekanntgeworden.

Wenn ich nun eingangs mich für die absolute Indikation zum Schwangerschaftsabbruch bei einer Melanompatientin und zur Vermeidung weiterer Schwangerschaften bei solchen Frauen ausgesprochen habe, selbst wenn sie mehr als fünf Jahre nach einer Melanommanifestation rezidivfrei geblieben sind (z.B. eine Eigenbeobachtung acht Jahre nach Chorioidea-Melanom), so möchte ich manche Gegenstimmen keinesfalls unerwähnt lassen. So äußert Flegel 1977: „Deswegen ist wegen eines malignen Melanoms die Interruption nicht unbedingt notwendig, jedoch bei noch früheren Veränderungen anzuraten" [7]. Ähnlich zurückhaltend formuliert 1978 Jungi im „Internisten": „Bei Melanom-Diagnose in der Schwangerschaft soll abgewartet und nur bei raschem Tumorwachstum interrumpiert werden." [13] Und Heite führt 1973 aus, daß sich bei Untersuchung größerer Fallzahlen anhand von Mittelwerten kein Einfluß der Schwangerschaft auf den Verlauf eines Melanomes feststellen lassen [11]. Er weist mit vollem Recht, wie wir wohl heute alle meinen, auf die derzeit gültige Annahme hin, daß die Prognose des malignen Melanoms zweifellos von der immunologischen Abwehrlage des Patienten abhängt und daß demnach die Frage, wie eine Schwangerschaft ein malignes Melanom beeinflußt, davon bestimmt wird, ob die betreffende Schwangerschaft für eine Frau eine Immunsuppression oder aber, was gleichfalls vorkommen kann, eine gesteigerte immunologische Abwehr herbeiführt.

Lassen wir abschließend das Wesentliche aus diesen Darlegungen nochmals Revue passieren, so muß man, wie gleich eingangs vorweggenommen, zum Schlusse kommen, daß die Fortschritte der Dermatotherapie zu einer wesentlichen Einschränkung der Indikationsstellungen für einen Schwangerschaftsabbruch infolge eines bestimmten Hautkrankheitszustandes geführt haben, so daß selbst bei erfahrungsgemäß schwer verlaufenden, großen Dermatosen der individuale, personale Faktor für das ärztliche Gewissen des Dermatologen in dieser Frage die wesentliche Richtschnur bleiben wird. Ja, selbst für die Frage der absoluten Indikation für eine Schwangerschaftsunterbrechung beim Melanom muß noch weitere Erfahrung von verschiedener Seite zusammengetragen werden, auch wenn der Referent selbst bereits heute diese absolute Indikation des Melanoms für die Interruption bejahen zu müssen glaubt.

Literatur

1. Bajaj AK, Swarup V, Gupta OP, Gupta SC (1977) Impetigo herpetiformis. Dermatologica *154*:1–4
2. Bazex A, Oksman F, Bazex J, Lauwers M (1977) Herpes gestationis. Ann Dermatol Venereol *104*:482–484
3. Bleehen StS, Harrington Ch (1977) Immunoelectron microscopy of herpes gestationis. Br J Dermatol *97*:342
4. Bombardieri St, di Munno O, di Punzio C, Pasero G (1977) Erythema nodosum associated with pregnancy and oral contraceptives. Br Med J *I*:1509–1510
5. Buchborn E (1978) Einführung zum Thema. Internist *19*:257–258
6. Coskey RJ (1975) Eruptive nevi. Arch Dermatol *111*:1658
7. Flegel H (1977) Hautkrankheiten während der Schwangerschaft Dermatol Monatsschr *163*:445–450

8. Friedreich N (1866) Beiträge zur Pathologie des Krebses. 1. Krebsmetastase auf den Fötus. Arch Path Anatomie u. Physiologie Klin Med *36:* 465–482
9. Gottron H, Gertler W (1941) Zur Frage des Übertritts von Melanogen von der Mutter auf den Säugling über die Muttermilch. Arch Dermatol Syph *181*:91–98
10. Hebra F von (1872) Über einzelne während der Schwangerschaft, dem Wochenbette u. bei Uterinal-Krankheiten der Frauen zu beobachtende Hautkrankheiten. Wien Med Wochenschr *22*:1197–1201
11. Heite HJ (1973) Schwangerschaft und Melanom. Dtsch Med Wochenschr *98:* 1584
12. Hollander A (1978) Neues aus der amerikanischen Dermatologie. Hautarzt *29:* 57–58
13. Jungi WF (1978) Blut- und Malignomerkrankungen als Indikation zum Schwangerschaftsabbruch. Internist *19*:279–283
14. Katz A, Minta JO, Toole JWP, Medwidsky W (1977) Immunopathologic study of Herpes gestationis in mother and infant Arch Dermatol *113*:1069–1072
15. Korting GW, Bork K (1977) Das maligne Melanom. Dtsch Ärzteblatt Ärztl Mitt *74*:2211–2216
16. Korting GW (1971) Dermatologische Aspekte zur Schwangerschaftsunterbrechung Med Welt *22*:1685–1691
17. Korting GW (1972) Dermatologische Indikationen. In: Ahrens W (Hrsg) Med. Indikationen zum therap. Schwangerschaftsabbruch Dtsch. Ärzteverlag, Köln, S 75
18. Lambert D, Laurent R, Ferry D, Feldmann D Chapuis JL, Agache, P (1978) Herpes gestationis. Ann Dermatol Venerol *105*:487–491
19. Lawley TJ, Stingl G, Katz ISt (1978) Fetal and maternal risk factors in herpes gestationis. Arch Dermatol *114*:552–555
20. Müller C (1969) Die medizinische Indikation zur Schwangerschaftsunterbrechung. In: Gynäkologie und Geburtshilfe Bd I, Thieme, Stuttgart
21. Pehamberger K, Holubar K, Hönigsmann H (1978) Zur Klinik und Pathogenese des Herpes gestationis. Hautarzt:
22 Ranneberg KM, Holzmann H (1970) Herpes gestationis-Rezidiv durch synthetisches Gestagen. Med Welt *21*:1727–1729
23. Reunala T, Karvonen J, Tiilikainen A, Salo OP (1977) Herpes gestationis. Br J Dermatol *96*:563–568
24. Scadding JG (1967) Sarcoidosis. Eyre Spottiswoode, London, S 330–334
25. Scherer R, Wolff HH, Braun-Falco O (1977) Herpes gestationis. Dtsch Med Wochenschr *102*:1163–1166
26. Scherer R, Wolff HH, Braun-Falco O (1977) Immunpathologische Befunde beim Herpes gestationis. Dtsch Med Wochenschr *102*:1155–1160
27. Schlaeger M, Tritsch H (1978) Maligne Melanome bei einem Ehepaar. Dtsch Med Wochenschr *103*:975–977
28. Schöpf E, Seelig HP, Clorius R, Sheikh M, Bersch A (1976) Herpes gestationis. Immunpathologische Untersuchungen bei Mutter und Kind Hautarzt *27*:481–487

Genodermatosen als Indikation zur Interruptio

Aloys Greither, Düsseldorf

Zusammenfassung

Anhaltspunkte für die Annahme einer nicht behebbaren Schädigung des Fetus können sich aus einer pränatalen Diagnostik oder durch die Kenntnis des bei einer Genodermatose vorliegenden Erbganges ergeben. Eine absolute Indikation zur Interruptio nach Durchführung einer pränatalen Diagnostik besteht für das Xeroderma pigmentosum, die x-chromosomal rezessive Ichthyosis vulgaris und — vorbehaltlich der Entwicklung eines geeigneten Tests — für das Angiokeratoma corporis diffusum Fabry. Relative Indikationen, wenn eine Verschlimmerung der Genodermatose bei der schwangeren Mutter zu befürchten ist, stellen der M. Recklinghausen, das Gorlin-Goltz-Syndrom, die Elastorrhexis generalisata und der M. Meleda dar. Relative Indikationen hinsichtlich des Risikos, ein krankes Kind zu bekommen, stellen der M. Bourneville-Pringle, der M. Recklinghausen, das Gorlin-Goltz-Syndrom, die Elastorrhexis generalisata (dominante Formen) und der M. Meleda dar.

Summary

The assumption of an irreparable damage of the fetus can result from prenatal examination or from the known mode of inheritance of a genodermatosis. Xeroderma pigmentosum, sex-linked ichthyosis vulgaris and — provided an appropriate test will be developed — Fabry's disease are absolute indications for interruption after prenatal examination. Neurofibromatosis, Gorlin's syndrome, systematized elastorrhexis and Mal de Meleda are relative indications when the genodermatosis is feared to deteriorate the mother's health. Bourneville's disease, neurofibromatosis, Gorlin's syndrome, the dominant forms of systematized elastorrhexis and Mal de Meleda are relative indications as to the risk to give birth to a sick child.

Die nachfolgenden Ausführungen sind, um ihren Aspekt ins rechte Licht zu rücken, vorwiegend theoretischer Natur. Denn es werden — auf Wunsch des Tagungsleiters — zum ersten Mal die Genodermatosen unter der Fragestellung betrachtet, wieweit von solchen erblichen Hautkrankheiten befallene Schwangere eine Interruptio beantragen können bzw. wieweit die damit befaßten Ärzte — d.h. die Dermatologen — dafür eine objektivierbare ärztliche Indikation ausweisen können.

Wie stark dabei neben dem ärztlichen auch der juristische Aspekt zu berücksichtigen ist, haben die vorausgegangenen Referate bereits gezeigt. Bei einer von einer Schwangeren gewünschten Interruptio muß nach § 218 die objektivierbare Indikation schriftlich dargelegt werden. Nach § 218 a, Abs. 2, Nr. 1 gilt die Voraussetzung für eine Interruptio als erfüllt, „... wenn nach ärztlicher Erkenntnis dringende Gründe für die Annahme sprechen, daß das Kind infolge einer Erbanlage oder schädlicher Einflüsse vor der Geburt an einer nicht behebbaren Schädigung seines Gesundheitszustandes leiden würde, die so schwer wiegt, daß von der Schwangeren die Fortsetzung der Schwangerschaft nicht verlangt werden kann".

Solche dringenden Gründe für die Annahme einer nicht behebbaren Schädigung des Gesundheitszustandes infolge einer Erbanlage können sich ergeben:

1. durch Befunde aus einer durchgeführten praenatalen Diagnostik;
2. durch die Kenntnis des bei einer Genodermatose vorliegenden Erbgangs.

Die Wahrscheinlichkeit, daß ein Kind erkrankt, beträgt bei autosomal dominantem Erbgang (Abb. 1) 50%, falls ein Elter heterozygoter Merkmalsträger ist. Sie steigt auf 75%, wenn beide Eltern heterozygote Merkmalsträger sind. Bei dieser Konstellation wären sogar 25% der zu erwartenden Kinder homozygot, also schwer und lebensgefährlich befallen.

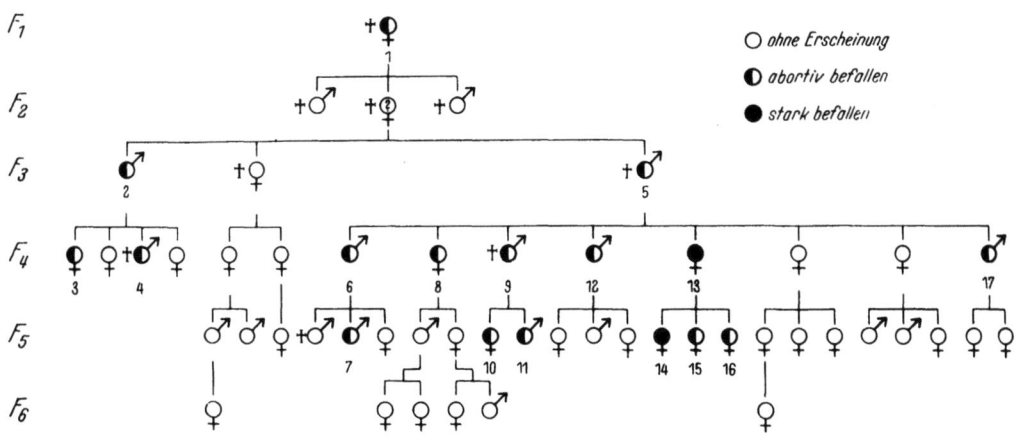

Abb. 1. Autosomal dominanter Erbgang. Sippe der Keratosis Greither, Hautarzt 3:198–203 (1952)

Bei autosomal rezessivem Erbgang (Abb. 2) liegt die Wahrscheinlichkeit eines kranken Kindes bei 25%, falls beide Eltern heterozygote Merkmalsträger sind. Ist ein Elter hetero-, das andere homozygot, so beträgt das Risiko für die Kinder 50%. Ist jedoch ein Elter homozygot (= krank) und das andere nicht Träger eines veränderten Gens (also auch nicht heterozygot), so liegt das Risiko für ein krankes Kind nicht wesentlich über dem des Bevölkerungsdurchschnitts. In solchen Fällen kann der Heterozygotentest (d.h. die Suche nach biochemischen Veränderungen und Mikrosymptomen) mitunter Aufschluß über das tatsächlich vorliegende Genmuster geben. Bei der x-chromosomal rezessiven Vererbung (Abb. 3) sind die Frauen Konduktorinnen, also Überträgerinnen, ohne selbst phänotypisch krank zu sein. Ein männlicher Merkmalsträger gibt das krankmachende Allel auf 50% der Töchter weiter, deren Söhne zu 50% Merkmalsträger und deren Töchter zu 50% wieder Konduktorinnen sind.

Diese besprochenen Hinweise für eine Indikation zur Interruptio sind von unterschiedlicher Wertigkeit. Nahezu sichere Aussagen über die Indiziertheit einer Interruptio erlaubt die praenatale Diagnostik. Sie ist indessen nur bei wenigen Genodermatosen durchführbar. Die Kenntnis des Erbgangs erlaubt lediglich eine Risikoeinschätzung für die zu erwartende Erkrankung des Kindes oder für die wesentliche, unter Umständen lebensgefährdende Verschlechterung einer Genodermatose der werdenden Mutter.

Zu der formalen genetischen Problematik kommt als weitere Schwierigkeit die schier unabsehbare Vielzahl der Genodermatosen. Außer den von Herrn Schnyder abgehandelten Epidermolysen gehören zu unserem Thema folgende sieben Gruppen:

I. Tumoröse Phakomatosen
II. Dysplasien mit Hypoplasien
III. Dysplasien mit Pigmentanomalien
IV. Ichthyosen
V. Erythrokeratodermien und Palmar-Plantar-Keratosen
VI. Dyskeratosen
VII. Erbliche Stoffwechselkrankheiten

Diese Hauptgruppen unterteilen sich wieder in zahlreiche Entitäten, die nicht einmal alle aufgeführt, geschweige denn besprochen werden können. Die zum Teil geläufigen klinischen Bilder werden nur kurz in Erinnerung gebracht. Die wichtigsten, unser Thema berührenden Formen werden unter Berücksichtigung neuer Erkenntnisse in gedrängter Weise abgehandelt.

I. Phakomatosen
1. Morbus Bourneville-Pringle (Tuberöse Sklerose, Adenoma sebaceum)
2. Morbus Recklinghausen (Neurofibromatose)
3. Morbus Hippel-Lindau (Angiomatosis retino-cerebellaris)
4. Naevobasaliome (Spiegler-Tumoren)
5. Gorlin-Goltz-Syndrom (Nävoide Basaliome)
6. Polyposis intestinalis II (Pigmentfleckenpolypose Peutz-Jeghers)

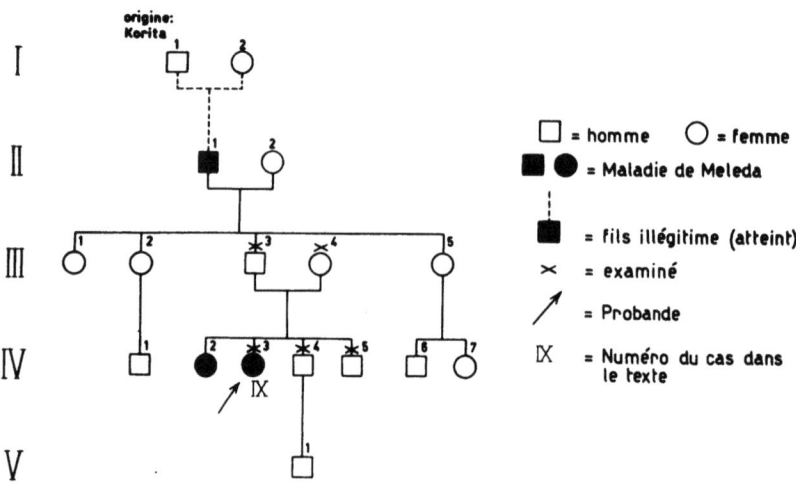

Abb. 2. Autosomal rezessiver Erbgang. Eine Sippe der von Franceschetti, Reinhart und Schnyder untersuchten autochthonen Fälle von Morbus Meleda, J. Génét. Hum. 20:267–296 (1972)

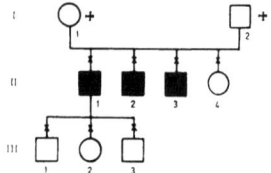

Abb. 3. X-chromosomal rezessiver Erbgang bei Ichthyosis vulgaris. Hammerstein und Haensch, Fortschr. Med. 96:245–251 (1978)

Aus dieser Gruppe seien folgende Entitäten kurz besprochen.

Morbus Bourneville-Pringle
   autosomal dominant mit stark wechselnder Expressivität
Morbus Recklinghausen
   autosomal dominant mit vollständiger Penetranz und variabler Expressivität
Nävobasaliome Spiegler
   autosomal dominant
Gorlin-Goltz-Syndrom
   autosomal dominant

Der Morbus Bourneville-Pringle zeigt Epilepsie, Oligophrenie und Hautveränderungen in verschiedener Zusammensetzung. Letztere bestehen in meist aggregiert sitzenden Angiofibromen (bei geringer Ausprägung des Lipoidanteils) in der Gesichtsmitte, vor allem in der Nasolabialfalte, an den Gingiven und am Nagelfalz (Koenen-Tumoren). Oft übersehen werden pflastersteinförmige, chagrinlederartige, blasse Plaques in der Lendenregion; sie entsprechen histologisch einem depigmentierten fibrösen Nävus. Die Rolle der Hypomelanose ist durch neuere elektronenmikroskopische Untersuchungen [37] herausgestellt worden. Andererseits findet sich in Familien mit tuberöser Hirnsklerose eine Häufung von Rothaarigkeit, Epheliden und/oder Ichthyosis simplex [9].

Die neurologischen Veränderungen und die Tumoren der inneren Organe können lange Zeit stumm sein. Neuere Publikationen berichten indessen über schwere und schwerste Befunde: Kelemen und Balogh fanden bei der Röntgenuntersuchung in neun Fällen bei zwei eine intrakraniale Verkalkung, bei vier Fällen ein renales Angiomyolipom, wobei der Nierentumor in einem Fall bilateral ausgeprägt war. In einem weiteren Fall fand sich eine reich vaskularisierte Leberveränderung [42].

Über einen klinisch völlig stummen Fall schwerster tuberöser Hirnsklerose berichtete Mentenopoulos. Ein neun Monate alter, klinisch scheinbar gesunder und normal entwickelter Junge erkrankte an Fieber und Husten und wurde zwei Tage später morgens tot im Bett aufgefunden. Die Biopsie ergab – ohne jegliche Hauterscheinungen – schwerste kortikale Läsionen [51].

Außer den Hautveränderungen sind zu erwarten: Netzhauttumoren, Hamartome an Nieren, Herz, Leber, Milz, Schilddrüse, ferner intrakranielle Verkalkungen und Glianarben. Neurologische Symptome sind epileptiforme Krämpfe und Debilität.

Im Fall von Mentenopoulos handelte es sich, da die Familie gesund war, offenbar um eine Spontanmutation. Einer solchen kann man durch eine Interruptio nicht begegnen. Das Wiederholungsrisiko dieses Vorkommnisses läge für weitere Kinder, vorausgesetzt, daß bei den Eltern keine Mikrosymptome bestehen, in der Größenordnung von 10^{-6} bis 10^{-5} (d.h. 1 : 1.000.000 bis 1 : 100.000). Für ein krankes Kind aber beträgt das Risiko, die Anlage weiter zu vererben, wieder 40%.

Der *Morbus Recklinghausen* (die Neurofibromatose) schwankt in der Stärke der klinischen Ausbildung erheblich; es gibt bereits im ersten Lebensjahr voll ausgeprägte Frühformen.

Außer den an der Haut zu beobachtenden Epheliden, Café au lait-Flecken und den disseminierten kugeligen und lappigen, oft obstrus anmutenden Geschwülsten kommen Neurofibrome des weiteren am Auge, am Knochen, an den Blut- und Lymphgefäßen, an inneren Organen und an Nerven vor. Mehr als die Hauttumoren haben diejenigen an den inneren Organen oft letale Bedeutung. Auch ist ihre Rezidivquote nach Operationen und ihre Tendenz zur Entartung zu Fibrosarkomen größer.

Wir beobachteten vor zehn Jahren einen stark befallenen jungen Mann und dessen weniger stark befallene Schwester aus einer belasteten Familie (der Vater und ein Großelter waren Merkmalsträger). Der Bruder war mehrfach wegen eines massiven, tief in der Gefäßmuskulatur sitzenden Neurofibroms operiert worden. Der Tumor hatte den N. ischiaticus komprimiert und Sitzen und Treppensteigen unmöglich gemacht. Der Tumor, der auch angiomatöse Anteile aufwies, konnte nie völlig im Gesunden entfernt werden, so daß ständig Rezidive auftraten. Die Hautsymptomatologie war schwächer als bei der Schwester, die außer Café au lait-Flecken kleine Tumoren aufwies. Sie zeigte auch neurologische Erscheinungen ohne nachweisbare Tumoren. Weitere Geschwister waren nicht vorhanden. Der Bruder blieb ledig. Der Patientin rieten wir vor der Heirat von Nachkommenschaft ab. Wäre sie schwanger geworden, hätte wegen der Gefahr für das Kind eine Interruptio erwogen werden können. Denn beim M. Recklinghausen beträgt die intrafamiliäre Penetranz 100%, während die Expressivität intrafamiliär sehr variabel ist.

Nävoide Basaliome vom Typ Spiegler und Brooke sind organoide Tumoren, die in ihrer Dignität den Nävi näher stehen als den bösartigen Geschwülsten. Sie leiten sich in organoider Ausdifferenzierung vom Follikelepithel bzw. von den Schweißdrüsen ab. Histologisch zeigen sie sekretorische Anteile (daher der obsolete Name „Zylindrome") und hyaline Bänder um die soliden Basaliomen gleichenden Tumorinseln.

Das klinische Bild der sog. Turban- oder Tomatentumoren ist typisch, auch in Form der kleineren, wachsartig glänzenden, dicht nebeneinander stehenden und sich abplattenden Tumoren vom Typ des Epithelioma adenoides cysticum Brooke. Die Tumoren sind zwar entstellend, jedoch sehr strahlensensibel, ferner auch operativ (notfalls durch radikale Skalpierung) zu beherrschen.

Maligne Entartung gehört zu den Seltenheiten, auch die Metastasierung in benachbarte Lymphknoten. Sie ist jedoch möglich, wie frühere Berichte [19, 44, 48–50] beweisen. Die wohl eindrucksvollste Beobachtung einer Entartung in ein spinozelluläres Karzinom konnten wir 1977 an der Düsseldorfer Hautklinik machen [65].

Assoziierte Symptome sind bei den Spiegler-Brooke-Tumoren bislang nicht beschrieben. Unsere Kranke zeigte jedoch Kurzfingrigkeit (vor allem der fünften Finger) und eine gewisse Debilität. Mit der Möglichkeit, daß sich das Syndrom „ausweitet", muß also gerechnet werden, auch wenn bislang eine Interruptio nicht vertretbar ist.

Assoziierte Symptome, vorwiegend in Form von Mißbildungen, finden sich indessen konstant beim Gorlin-Goltz-Syndrom. Außer dystrophischen, therapieresistenten und zum Rezidiv neigenden Basaliomen im Gesicht und am Rumpf finden sich multiple Kieferzysten und zahlreiche Milien [beides 1959 von Greither [26] vor Gorlin und Goltz (1960) nebst erhöhtem Cholesterinspiegel im Blut, Augenveränderungen und Epilepsie beschrieben], Rippenanomalien, Veränderungen der Wirbelsäule, Agenesie des Corpus callosum, Medulloblastome, Augenveränderungen, Lipome und erhöhte Cholesterinspiegel, punktierte Palmo-Plantar-Keratosen. Nierenveränderungen, Intelligenzdefekte, Asialie und Xerostomie, abortiver Morbus Waldenström.

Das Gesicht der Kranken mit den vielen dystrophischen Basaliomen und Narben, dem breiten Ansatz der Nasenwurzel, der Mikrostomie, der gutartigen und freundlichen Debilität ist weitgehend typisch. Die Basaliome neigen auch zur Entartung, obgleich sie histologisch arseninduzierten Rumpfhautbasaliomen gleichen.

Die Schwere des Krankheitsbildes wird meist unterschätzt; in besonders gelagerten Fällen dürfte eine Interruptio erwägenswert sein.

II. Dysplasien und Hypoplasien
1. Ehlers-Danlos-Syndrom (Fibrodysplasia elastica)
2. Anhidrotische ektodermale Dysplasie
3. Hidrotische dermale Dysplasie
4. Grönblad-Strandberg-Syndrom (Elastorrhexis generalisata)
5. Cutis laxa (Elastolyse der Haut)

Die weitaus wichtigste Genodermatose dieser Gruppe ist die *Elastorrhexis generalisata (Grönblad-Strandberg-Syndrom,* vor allem im englischsprachigen Schrifttum noch als Pseudoxanthoma elasticum bezeichnet). Bei diesem schweren Krankheitsbild werden die generalisierten Gefäßveränderungen immer wieder unterschätzt.

Neuere Untersuchungen unterstreichen die Rolle der Gefäßalterationen. So berichtet Hamilton-Gibbs über das dritte Kind einer mit *angioid streaks* und arteriellen Veränderungen der Gliedmaßen befallenen Mutter, das — nach zwei gesunden älteren Geschwistern — drei Wochen post partum an einer Koronarsklerose starb [31]. Angiologische Untersuchungen an Kranken mit dieser Genodermatose lassen eine Minderdurchblutung der Gliedmaßen nachweisen. Auch bei fehlender Koronarinsuffizienz und Hypertonie ist die erheblich verminderte körperliche Belastbarkeit durch die periphere Minderdurchblutung bedingt. Im Gegensatz zur Arteriosklerose und zur Hypertonie ist indessen bei der Elastorrhexis die Pulswellengeschwindigkeit am Rumpf normal [52].

Eine Reihe weiterer Details sind in letzter Zeit bekannt geworden. So zum Beispiel die kristalline Natur der Kalkablagerungen in den elastischen Fasern [53], die Bewährung der Fluoreszeinangiographie zur frühen Erfassung der angioid streaks an der Retina [8], die übrigens auch beim Knochen-Paget und bei der Sichelzellenanämie vorkommen [35], die mögliche Kombination von Elastorrhexis und Elastosis perforans serpiginosa, die zweimal betrachtet wurde [11]. Einzelheiten über die Biosynthese des Kollagens und Elastins finden sich bei Blumenkrantz et al. [7].

Die Elastorrhexis generalisata wird in zwei verschiedenen Erbgängen, also heterogen, vererbt. Sowohl der autosomal dominante als auch der autosomal rezessive Erbgang hat jeweils wieder zwei verschieden stark ausgeprägte klinische Erscheinungsbilder. Pope hat die Erbgänge und die dazu gehörenden klinischen Erscheinungen folgendermaßen rubriziert [54–56]

Autosomal dominant I
  Befall der Beugen
  Schwere Gefäßveränderungen
  Claudicatio
  Degenerative Retinopathie
  Frühe Blindheit

Autosomal dominant II
  Klinisch schwächer ausgeprägt
  Gelbe Fleckenpapeln als Rush
  Geringe Gefäßsymptome
  Milde Retinadegeneration
  Prominente chorioidale Gefäße
  Blaue Skleren, Myopie
  Gotischer Gaumen

Autosomal rezessiv I
  Noch schwächer als Typ dominant I
  Schwache Gefäße- und Retina-Degeneration
  Bei Frauen Bluterbrechen

Autosomal rezessiv II
  Selten
  Cutis laxa generalisata
  Keine systemischen Komplikationen

Das Zahlenverhältnis der von Pope untersuchten Fälle und Vererbungsmodi ist 41 : 32 : 56 : 1.

Bei der Elastorrhexis generalisata ist also eine genaue klinische Differenzierung und Analyse des Stammbaums nötig, um über die Art der Vererbung und über die möglicherweise indizierte Interruptio eine Aussage machen zu können.

III. Dysplasien mit Pigmentanomalien
1. Bloch-Sulzberger-Syndrom (Incontinentia pigmenti)
2. Bloom-Syndrom (polytope ektodermale Entwicklungsstörung)
3. Rothmund-Werner-Syndrom
4. Xeroderma pigmentosum, pigmentiertes Xerodermoid und De Sanctis-Cacchione-Syndrom

Die weitaus schwerste pigmentierte Dysplasie stellt das *Xeroderma pigmentosum* mit seinen Varianten dar. Es handelt sich um eine molekulargenetische Störung in Form eines genbedingten Enzymmangels. Jede UV-Bestrahlung bewirkt eine DNS-Schädigung, deren Reparation beim Gesunden sofort einsetzt und in wenigen Stunden behoben ist. Beim Xeroderma pigmentosum bewirkt ein Endonukleasemangel eine stark verminderte Repairreplikation. Leichte oder tardive Fälle mit später Manifestation der lichtinduzierten Hautschäden nach 30 bis 40 Jahren werden auf Vorschlag von Jung [39] sowie Jung und Schnyder [41] als *pigmentiertes Xerodermoid* bezeichnet. Beim *De Sanctis-Cacchione-Syndrom* (bei dem noch schwere neurologische Störungen mit xerodermischer Idiotie hinzukommen) besteht eine vollständige Repairhemmung, beim Xeroderma pigmentosum auf 10 bis 20% der Norm. Ungeklärt ist noch, ob die Krebszellen unmittelbar infolge des gestörten Repairmechanismus der DNS entstehen oder ob die erhöhte Sensibilität der betroffenen Zellen gegenüber transformierenden Einflüssen schließlich zur Karzinogenese führt. Jedenfalls stellt es einen großen Fortschritt der naturwissenschaftlichen Genetik dar, daß diese Störungen der Repairreplikation nach UV-Exposition molekularbiologisch nachgewiesen werden können [13, 38, 41, 57, 58]. Der *Erbgang* zeigt Heterogenie. Er ist beim Xeroderma pigmentosum und beim De Sanctis-Cacchione-Syndrom überwiegend autosomal rezessiv, doch es gibt nach Jung wahrscheinlich auch einen autosomal dominanten Erbmodus. Beim pigmentierten Xerodermoid ist er autosomal dominant.

Klinisch zeigen sich alle Formen phototoxischer Reaktionen bis zur Tumorbildung.

Therapeutisch wurde für die Behandlung der Tumoren 5-Fluor-Uracil [43], Bleomyzin [64] oder Hautabtragung mit Dermatomlappendeckung [17] empfohlen.

Wichtiger ist die Erbberatung (Blutsverwandtschaft besteht in 25% der Fälle). Exakt ist die pränatale Diagnostik: Amnionzellen werden in vitro gezüchtet und dann wird — ebenso wie bei der molekularbiologischen Untersuchung möglicher erwachsener Genträger — die geschädigte DNS-Synthese nach UV-Exposition ermittelt. Die ersten erfolgreichen pränatalen Bestimmungen haben Regan et al. 1971 [53] und Ramsay et al. 1974 [57] durchgeführt.

Das schwierige Kapitel der *Ichthyosen* wurde durch genetische, licht- und elektronenmikroskopische Befunde sowie Stoffwechseluntersuchungen, an denen Schnyder mit seiner Schule erheblich beteiligt ist, in den letzten Jahren etwas durchsichtiger. Es sind im wesentlichen zu unterscheiden:

IV. Ichthyosen
1. Ichthyosis congenita sicca
   mit den Unterformen
   Sjögren-Larssen-Syndrom und
   Rud-Syndrom
   (autosomal rezessiv)
2. Ichthyosis congenita bullosa
   (Erythrodermie congénitale
   ichthyosiforme bulleuse)
   mit der Ichthyosis hystrix
   (autosomal dominant)
3. Ichthyosis vulgaris
   (autosomal dominant)
4. Ichthyosis vulgaris
   (x-chromosomal rezessiv)

Das sog. *Kollodiumbaby* ist, wie neuere Untersuchungen endgültig zu belegen scheinen [47], keine Phänokopie in Form des persistierenden Epitrichiums (das es beim Menschen nicht gibt), sondern eine sich schnell — spontan oder durch Behandlung — bessernde Form der trockenen Ichthyosis congenita.

Klinisch sind die beiden kongenitalen, universell ausgedehnten Formen nur bedingt unterscheidbar. Die erste ist mehr erythrodermisch unter den massiven, zum Teil gesprengten Schuppenpanzern, die zweite zeigt bald kammartige Hyperkeratosen und stärker befallene, der Ichthyosis hystrix gleichende Areale. Histologisch findet sich bei der zweiten Form die granuläre Degeneration, die das histologische Pendant der klinisch nur anfänglich oder gering ausgeprägten Blasen darstellt. Ferner finden sich bei der zweiten Form elektronenoptisch strukturell faßbare Defekte im Keratohyalin und an den Tonofibrillen. Die trockene erste Form zeigt quantitative Störungen im Differenzierungs- und Reifungsprozeß der Keratinozyten. Genetische Faktoren beeinflussen bei allen Formen die quantitativen Verhältnisse der Zellkomponenten, die Proliferationsrate und die Keratinisierung. Mit anderen Worten: die jeweils vorliegende Form der Ichthyose ist histologisch und elektronenmikroskopisch faßbar, wobei hier die verschiedenen Stoffwechselmerkmale übergangen seien.

Wichtige Unterscheidungsmerkmale der beiden Formen von *Ichthyosis vulgaris:*

x-chromosomal rezessiv	autosomal dominant
Auftreten: erste Lebensmonate	Auftreten: Ende des ersten Lebensjahrs
Progredient bis zur Pubertät, dann stationär	Progredient bis zur Pubertät, dann Besserung
Schwerer Verlauf	Leichterer Verlauf
Nur bei männlichen Patienten	Bei beiden Geschlechtern
Gelenkbeugen können frei sein	Gelenkbeugen immer stark befallen
Histologisch: atrophische Epidermis	Histologisch: kein Stratum granulosum
Asthma fehlt häufig	Asthma fast immer vorhanden
Wenig intrafamiliäre Schwankung	Intrafamiliäre Variabilität groß
Expressivität gleichmäßig	Expressivität schwankt stark
Fehlende Handfurchen	Follikuläre Keratosen
Augenveränderungen obligat	Augenveränderungen nicht sicher
Enzymdefekt nachgewiesen	Kein Enzymdefekt bekannt
Defekt der Keratohyalinsynthese im EM	Keratohyalin normal oder gesteigert im EM

Die bei den einzelnen Ichthyosen vorkommenden *Hornhautveränderungen* sind vor allem von Jay et al. [36] und von Hammerstein und Haensch [37] näher untersucht worden. Die bei der x-chromosomal rezessiven Ichthyosis vulgaris zu beobachtenden Trübungen in der Mitte und Tiefe der Hornhaut bei freien Rändern scheint weitgehend pathognomisch zu sein, während sichere Aussagen bei der autosomal dominanten Form der Ichthyosis vulgaris nocht nicht möglich sind.

Ein weiterer Unterschied zwischen den beiden Formen der Ichthyosis vulgaris ist indessen aufregend. Shapiro et al. haben 1978 über einen 3 ß-Hydroxysteroid-Sulfatasemangel bei neugeborenen Befallenen der x-chromosomal rezessiven Ichthyosis vulgaris berichtet [63]. Dieser Defekt wurde aus der Plazenta und aus der Haut der neugeborenen Kinder in Fibroblastenkulturen nachgewiesen, und zwar in zwei Sippen.

Dieser Befund ist aus zwei Gründen bemerkenswert, ja revolutionär: einmal, weil damit erstmalig bei einer Ichthyose ein Enzymdefekt als wohl entscheidender pathogenetischer Faktor aufgedeckt wurde, und zum anderen, weil damit auch für diese Form der Ichthyose die pränatale Diagnose in greifbare Nähe rückt. Sie wurde bislang zwar noch nicht praktiziert, erscheint jedoch technisch möglich. Bei den kongenitalen Ichthyosen, den schwersten Mißbildungen meiner Thematik, wäre noch vor einigen Jahrzehnten die Indikation zur Interruptio kategorisch gefordert worden. Aber hier hat sich sehr viel geändert. Durch die sofort einsetzende interne Steroidbehandlung früher nicht lebensfähiger Kollodiumbabies kann heutzutage innerhalb weniger Wochen nicht nur die Lebensfähigkeit erreicht, sondern eine so wesentliche Besserung erzielt werden, daß nurmehr eine milde Ichthyose überbleibt. Das gilt vor allem für die trockenen Formen der Ichthyosis congenita, deren Abheilung ans Wunderbare und Unerklärliche grenzt. Bei den blasigen bzw. hystrixartigen Formen scheint die Steroidbehandlung nicht in gleicher Weise wirksam zu sein, doch bietet sich hier die innere Behandlung mit aromatischem Retinoid an, die mitunter sehr gute Erfolge zeitigt. Inzwischen weiß man zwar, daß das aromatische Retinoid keine nachweisbaren Strukturveränderungen der histologischen Kriterien bewirkt. Über die mögliche Wirkweise der Steroidbehandlung haben wir noch keinerlei Vorstellungen, da es bislang offenbar noch nicht möglich war, schwerst befallene Säuglinge sofort und nach der Besserung eingehend zu untersuchen.

Jedenfalls muß die Frage einer Interruptio bei den verschiedenen Formen der Ichthyosen sehr sorgfältig abgewogen werden.

V. Keratodermien und Palmar-Plantar-Keratosen
1. Erythrokeratodermia figurata variabilis Mendes da Costa   autosomal dominant
2. Morbus Meleda   autosomal rezessiv
3. Morbus Greither   autosomal dominant
4. Morbus Papillon-Lefèvre   autosomal rezessiv
5. Morbus Unna-Thost   autosomal dominant
6. Dissipierte Palmar-Plantar-Keratosen   autosomal dominant

Aus dieser Gruppe sind nur zwei Formen als schwer anzusehen, die auch beide autosomal rezessiv vererbt werden. Für die *Krankheit von Meleda* hat Schnyder mit seiner Arbeitsgruppe durch eingehende Untersuchungen auf der Insel den bis dahin fraglichen Erbgang erhärtet. Die Erythrokeratosen an Knien, Ellbogen, Hand- und Fußrücken sind verschieden stark ausgeprägt. Am meisten behindern die Befallenen die dicken und flächenhaften Palmar-Plantar-Keratosen, die mit Hyperhidrosis, Mazeration und stinkend-fötidem Geruch sowie einer starken Einschränkung (oder Aufhebung) der manuellen Fähigkeiten und des Geh- und Stehvermögens einhergehen können. Die Therapie ist weitgehend machtlos.

Die Frage einer Interruptio kann mit Berechtigung erwogen werden, zumal eine Reihe von schweren Fällen auch in Deutschland beobachtet wurden (allein zwei Sippen von Greither in Heidelberg). Andererseits ist zu beachten, daß Kinder eines Befallenen mit einem gesunden Partner nicht erkranken. Bei Eltern mit einem erkrankten Kind beträgt das Wiederholungsrisiko 25%.

Die *Keratosis palmo-plantaris mit Periodontopathie (Papillon-Lefèvre)* zeigt die Handteller und Fußsohlen schwächer als beim Morbus Meleda befallen; zudem besteht die Tendenz einer allmählichen Involution im Erwachsenenalter [25]. Die Periodontopathie führt zu einem Ausfall sowohl sämtlicher Milch- als auch der definitiven Zähne, mit Ausnahme der Weisheitszähne. Die Alveolarpyorrhoe mit Lockerung des Zahnhalteapparates und Verlust aller Zähne kommt nur in Verbindung mit den Palmar-Plantar-Keratosen, nicht als eigene Entität vor.

Die heutigen Fortschritte des Zahnersatzes lassen, zumal die Keratosen nicht ernstlich behindernd sind und allmählich zurückgehen, eine Interruptio nicht verantworten.

VI. Dyskeratosen (Polykeratosen)
1. Dyskeratosis im engeren Sinne (Cole-Engman-Zinsser-Syndrom)
2. Morbus Darier (Dyskeratosis follicularis)
3. Pityriasis rubra pilaris
4. Akanthosis nigricans benigna
5. Parakeratosis Mibelli

Von dieser Gruppe, bei der die erste Enität die breitest gestreute Symptomatik zeigt, sei nur der *Morbus Darier* kurz besprochen. Das klinische und histologische Bild ist den Dermatologen geläufig. Schwer erkennbar sind mitunter verstreute Einzeleffloreszenzen in Form der follikulären Papeln. Sobald aber diese konfluierten Schuppenknötchen vegetierenden, nässenden oder gar pseudotumorösen Charakter annehmen, ist die Diagnose einfach. Typisch ist auch der Sitz: die schwitzenden Stellen des Stammes und Kopfes, Gesicht (mit Mundhöhle) und Kopfhaut, Genitale, Nägel, Palmae und Plantae (oft in Form punktierter oder auch diffuser Keratosen) mit dem typischen Daktylogramm der unterbrochenen Fingerleisten.

Die auch klinisch mögliche Blase ist beim Morbus Darier histologisch präformiert. Dennoch ist es um die klinisch schweren, nicht lebensfähigen bullösen Frühformen, die noch Lapière für wichtig hielt, recht still geworden. Die meisten Fälle verlaufen mild und erträglich und sprechen gut auf äußere Vitamin-A-Säure-Behandlung oder innere Therapie mit aromatischen Retinoid an.

Der Erbgang ist autosomal dominant, und zwar mit einer erstaunlichen Regelmäßigkeit, wie die Studie über die größte befallene Sippe von Beck et al. zeigt [5]. In sieben Generationen waren von 202 Angehörigen (die Kinder unter 10 Jahren nicht mitgezählt) 74 Mitglieder befallen und 70 unbefallen. Alle Familien in diesen sieben Generationen waren kinderreich und nur wenig von der Genodermatose belästigt. Angesichts dieser meist milden Expressivität und der besprochenen Therapiemöglichkeiten steht die Frage der Interruptio nicht zur Diskussion.

VII. Erbliche Stoffwechselkrankheiten
1. Akrodermatitis enteropathica Danbolt-Closs (autosomal rezessiv)
2. Albinismus totalis I und II (autosomal rezessiv)
3. Angiokeratoma corporis diffusum Fabry (x-chromosomal rezessiv, autosomal rezessiv?)

Die *Akrodermatitis enteropathica* führt schubweise zu schweren psoriasiform-pustulösen Hauterscheinungen an den Akren und an den Körperöffnungen mit Beteiligung der Schleimhäute. Dazu kommen Ausfall des Kopfhaars, der Wimpern und Brauen, Nagelveränderungen, periodisch auftretende Durchfälle infolge von Kolitiden, Atrophien, psychische Retardation. Superinfektionen, vor allem mit Candida albicans, sind häufig.

Ursächlich wurden zunächst Störungen im Tryptophanstoffwechsel angenommen [33]. Diese Theorie war schon deshalb plausibel, weil die Kuhmilch dreimal so viel Tryptophan enthält als die Muttermilch und die Krankheit vor allem nach dem Abstillen beginnt. Cash und Berger nahmen Defekte in der Synthese der essentiellen Fettsäuren an [12], da sowohl Ölsäure wie Linolsäure im Serum der befallenen Kinder verringert sein können. Danbolt und Closs, die 1942 die Krankheit beschrieben, sahen – in nicht näher analysierten – Störungen des Intestinalbereichs die primäre Ursache [14]. Moynahan wies als erster auf den niedrigen Serum-Zink-Spiegel der Akrodermatitis enteropathica-Kranken hin und führte zusammen mit Barnes 1973 die seitdem vielbewährte Substitutionstherapie mit Zink ein [4], das heute meist als Zinksulfat in Dosen zwischen 50 und 150 mg täglich verabreicht wird. Damit wurde die bis dahin durchgeführte Behandlung mit Oxychinolinderivaten abgelöst, die zum Teil zwar sehr erfolgreich war, aber einerseits nur eine morbistatische Wirkung hat [10], andererseits mit erheblichen Nebenwirkungen (vor allem der Netzhaut und des Sehnerven) einhergehen kann [15, 59].

Eine Schwangerschaft führt zu einer wesentlichen Verschlechterung bei einer Akrodermatitis-enteropathica-Kranken. Es liegen zwei Berichte darüber vor. Die Patientin von Vedder [66] und Epstein [17] brachte drei gesunde und ein krankes Kind zur Welt; bei der 21jährigen Erstschwangeren von Verburg et al. [67], die als Kind unter der Krankheit gelitten hatte, führte die Schwangerschaft zu einer erheblichen klinischen Verschlechterung, doch konnte unter ständigen – in der Dosierung schwankenden – Oxychinolingaben die Schwangerschaft ausgetragen werden. Das männliche Neugeborene war klinisch gesund. Bei der Mutter heilten die Erscheinungen ohne weitere Therapie völlig ab. Berichte über Zinksulfatbehandlung bei Schwangeren liegen bislang nicht vor, doch scheint sie streng indiziert zu sein, da nach Hambridge et al. [30] ein Fötus auf Zinkmangel (also bei Befall der Mutter mit Akrodermatitis enteropathica) mit teratogenen Schäden reagieren kann. Die Zinkbehandlung der befallenen Mutter macht auch Erwägungen hinsichtlich einer Interruptio überflüssig.

Das *Angiokeratoma corporis diffusum Fabry* zeigt dermatologisch zahlreiche Angiokeratome. Befallen ist indessen nicht nur die Haut, sondern es finden sich auch entsprechende Veränderungen an den Nieren, Hypertonie, Hornhauttrübungen, Kopfschmerzen. Bei den drei Typen der Krankheit gibt es eine ohne Hauterscheinungen.

Pathogenetisch handelt es sich um eine Lipoidspeicherkrankheit in Form des Zeramidtrihexosids, dessen Vermehrung durch einen angeborenen Mangel an Zeramidtrihexosidasen verursacht wird. Die vermehrten Glykos- und Sphingolipide lagern sich vor allem in der Haut, in den Nieren, in den Darmwänden und im Gehirn ab.

Im allgemeinen gilt die Fabry-Krankheit als eine nur bei Männern vorkommende, x-chromosomale Genodermatose. Inzwischen ist sicher, daß auch Frauen nicht nur renal, sondern mit den typischen Hauterscheinungen befallen sein können. Ein Beispiel dafür ist das von Goerz et al. 1971 beschriebene 15jährige Mädchen mit typischen Haut- und bislang fehlenden inneren Erscheinungen, bei dem der Nachweis der vermehrten Lipoidausscheidung nicht nur in Urin und Haut, sondern auch im Schweiß gelang. Überdies waren nicht nur Zeramidtri- und Dihexosid vermehrt, sondern erstmals war im Harn auch vermehrt Zeramidmonohexosid nachweisbar [20].

Offenbar gibt es beim Morbus Fabry auch einen bislang noch nicht näher untersuchten autosomal rezessiven Erbgang, wie auch die Patientin von Kremer und Denk zeigt [45].

Therapeutisch führen die enzymatische Behandlung bzw. Plasmatransfusionen mitunter zum Erfolg. Am wirksamsten ist die Infusion gereinigter Zeramidtrihexosidase. Noch weiter auszubauen ist die pränatale Diagnostik. In kultivierten Amnionzellen lassen sich – bei kranken Feten – metachromatische Einschlüsse und eine verminderte α-Galaktosidaseaktivität nachweisen. Hieraus beantwortet sich auch die Frage einer möglichen oder notwendigen Interruptio.

Fassen wir die Ergebnisse unserer Betrachtung zusammen. Es gibt bei den verschiedenen Genodermatosen absolute und relative Indikationen zur Interruptio.

Absolute Indikation:
   nach Durchführung einer pränatalen Diagnostik
   Xeroderma pigmentosum
   x-chromosomal rezessive, Ichthyosis vulgaris
   Angiokeratoma corporis
   diffusum Fabry (vorbehaltlich)
Relative Indikation,
   wenn eine Verschlimmerung der Genodermatose bei der schwangeren Mutter zu befürchten ist
   Morbus Recklinghausen
   Gorlin-Goltz-Syndrom
   Elastorrhexis generalisata
   Morbus Meleda
Relative Indikation,
   wenn ein hinreichend großes Risiko für ein krankes Kind besteht
   Morbus Bourneville-Pringle
   Morbus Recklinghausen
   Gorlin-Goltz-Syndrom
   Elastorrhexis generalisata
   (dominante Formen)
   Morbus Meleda

Die pränatale Diagnostik ist noch keine Routinemethode, und alle relativen Indikationen sind Ermessensfragen, die heute zum ersten Mal in groben Umrissen, andeutungsweise und unverbindlich diskutiert werden.

Der Arzt, und hier der Dermatologe, sollte sich hüten, zum Zwangsvollstrecker eines Gesetzes zu werden, das in vielem fragwürdig und unvollkommen ist und dem Arzt eine Verantwortung aufbürdet, die ihn in medizinischer, ethischer und juristischer Hinsicht in nicht wenigen Belangen überfordert.

Literatur

1. Anton-Lamprecht I (1973) Zur Ultrastruktur hereditärer Verhornungsstörungen. III. Autosomal dominante Ichthyosis vulgaris. Arch Dermatol Forsch 248:149–172
2. Anton-Lamprecht I, Hofbauer M (1972) Ultrastrukturelle Unterscheidungsmerkmale von autosomal dominanter Ichthyosis vulgaris und X-chromosomal rezessiver Ichthyosis. Dermatologica 145:60–64
3. Anton-Lamprecht I, Schnyder UW (1974) Ultrastructure of inborn errors of Keratinization. VI. Inherited ichthyoses – a model system for heterogeneities in Keratinization disturbances. Arch Dermatol Forsch 250:207–227

4. Barnes PM, Moynahan EJ (1973) Zinc deficiency in acrodermatitis enteropathica. Multiple dietary intolerance treated with synthetic diet. Proc R Soc Med 66:327–329
5. Beck AL jr, Finocchio AF, White JP (1977) Darier's disease: A kindred with large number of cases. Br J Dermatol 97:335–339
6. Blumenkrantz N, Danielsen L, Asboe-Hansen G (1973) Biosynthesis of collagen in pseudoxanthoma elasticum. Acta Derm Venereol (Stockh) 53:429–434
7. Blumenkrantz N, Danielsen L, Asboe-Hansen G (1973) Biosynthesis of elastin in pseudoxanthoma elasticum. Acta Derm Venereol (Stockh) 53:435–438
8. Bogdanowski T, Gluza J, Rasiewicz D (1977) The significance and fluorescein angiography in the early diagnosis of lesions on ocular fundus at pseudxanthoma elasticum. Arch Dermatol Res 258:259–264
9. Bolck F (1973) Zum sogenannten Adenoma sebaceum bei Morbus Pringle-Bourneville. Z Hautkr 48:181–186
10. Braun-Falco O, Von Liebe V (1977) Zinktherapie der Acrodermatitis enteropathica. Münch Med Wochenschr 119:37–42
11. Caro I, Sher MA, Rippey JJ (1975) Pseudoxanthoma elasticum and elastosis perforans serpiginosa. Dermatologica 150:36–42
12. Cash R, Berger C (1969) Acrodermatitis enteropathica: defective metabolism of unsaturated fatty acids. J Pediat 74:717–729
13. Cleaver JE (1968) Defective repair-replication of DNA in xeroderma pigmentosum. Nature 218:652–656
14. Danbolt N, Closs K (1942) Acrodermatitis enteropathica. Acta Derm Venereol 23:127–169
15. Dick W, Gladtke E (1977) Acrodermatitis enteropathica im Kindesalter. Klin Paediatr 189:401–403
16. Epstein EE, Bark PG, Cohen IK, Deckers P (1972) Dermatose shaving in the treatment of xeroderma pigmentosum. Arch Dermatol 105:589–590
17. Epstein S, Vedder JS (1960) Acrodermatitis enteropathica persisting into adulthood. Arch Dermatol 82:189–190
18. Franceschetti AT, Reinhart V, Schnyder UW (1972) La maladie de Meleda. J Genet Hum 20:267–296
19. Gertler W (1953) Spieglersche Tumoren mit Übergang in metastasierendes Spinaliom. Dermatol Wochenschr 128:673–674
20. Goerz G, Vogelberg KH, Haensch R (1971) Angiokeratoma corporis diffusum (Fabry). Lipoid-Thesaurismose. Arch Dermatol Forsch 240:394–403
21. Gorlin RJ, Goltz RW (1960) Multiple naevoid basal-cell epithelioma with jaw cysts and bifid rib. A syndrome. N Engl J Med 262:908–912
22. Greither A (1948) Basaliome vom Typus „Spiegler". Arch Dermatol Syph (Berlin) 187:224–252
23. Greither A (1952) Keratosis extremitatum hereditaria progrediens mit dominantem Erbgang. Hautarzt 3:198–203
24. Greither A (1954) Die Krankheit von Meleda (Mljet). Hautarzt 5, 447–450
25. Greither A (1959) Keratosis palmo-plantaris mit Periodontopathie (Papillon-Lefèvre). Dermatologica 119:248–263
26. Greither A (1960) Diskussionsbemerkung zu Hanke: Fall Nr. 24: Multiples Basaliom und Kieferzysten 82. Tagung der Südwestdt. Dermatologischen Vereinigung 9. und 10.5.1959 in Heidelberg. Ref in: Dermatol Wochenschr 141:67–68
27. Greither A (1964) Zur Klassifikation der Ichthyosis-Gruppe. Dermatologica 128:464–482
28. Greither A (1969) Systemische Keratosen. In: Jadassohn J (Hrsg) Handbuch d. Haut- u. Geschl.-Kr., Ergänzungswerk Band III/2. Springer, Berlin Heidelberg New York S 1–306
29. Greither A (1970) Phakomatosen. In: Bode HG, Korting GW (Hrsg) Lehrbuch d. Haut- u. Geschl.-Kr., 10. Aufl. G. Fischer, Stuttgart, S 589–6/2
30. Hambridge KM, Weidner KH, Walravens PA (1975) Zinc acrodermatitis enteropathica and congenital malformations. Lancet I: 577–580
31. Hamilton-Gibbs JS (1970) Death from coronary calcinosis occurring in the baby of a mother presenting with pseudoxanthoma elasticum. Australas J Dermatol 11:145–148
32. Hammerstein W, Haensch R (1978) Die Differentialdiagnose der ophthalmologischen Befunde bei verschiedenen Formen der Ichthyosis. Fortschr Med 96:245–251
33. Hansson O (1963) Acrodermatitis enteropathica. Report of two cases with a hypothesis concerning the pathogenesis of the disease. Acta Derm Venereol (Stockh) 43:465–471
34. Hofbauer M, Schnyder UW (1974) Zur Differentialdiagnose von autosomal-dominanter Ichthyosis vulgaris und X-chromosomaler Ichthyose. Hautarzt 25:319–325
35. Hogan IF, Heaton CL (1973) Angioid streaks and systemic disease. Br J Dermatol 89:411–416
36. Jay B, Black RK, Wells RS (1968) Ocular manifestation of ichthyosis. Br J Ophthalmol 52:217–226
37. Jimbow K, Fitzpatrick TB, Szabo G, Hori Y (1975) Congenital circumscribed hypomelanosis: A characterization based on electron microscopic study of tuberous sclerosis, nevus depigmentosus and piebaldism. J Invest Dermatol 64:50–62
38. Jung EG (1970) New form of molecular defect in xeroderma pigmentosum. Nature 228:361–362
39. Jung EG (1971) Differentiation of two forms of xeroderma pigmentosum. Dermatologica 142:269–270
40. Jung EG (1973) Bedeutung und Heterogenität des Syndroms Xeroderma pigmentosum. Hautarzt 24:175–179
41. Jung EG, Schnyder UW (1970) Xeroderma pigmentosum und pigmentiertes Xerodermoid. Schweiz Med Wochenschr 100:1718–1726
42. Kelemen J, Balogh E (1977) Die radiologischen Beziehungen des Sclerosis tuberosa-Symptomenkomplexes (Pringle-Bourneville'sches Syndrom). Z Hautkr 52:791–803
43. Kint A, Kint RT, Schuddinck L (1972) 5 FU in the treatment of xeroderma pigmentosum. Arch Belges Dermatol Syph 28:263–266
44. Korting GW, Hoede N, Gebhardt R (1970) Kurzer Bericht über einen malign entarteten Spiegler-Tumor. Derm Mschr 156:141–147
45. Kremer GJ, Denk R (1968) Angiokeratoma corporis diffusum (Fabry), lipoidchemische Untersuchungen des Harnsediments. Klin Wochenschr 46:24–26
46. Lapière S (1953) Une série héréditaire familiale de cas de maladie de Darier de type bulleux. Un cas d'érythrodermie ichtyosiforme de type bulleux. Arch Belges Dermatol Syph 9:249–253
47. Larrègue M, Gharbi R, Daniel J, Le Marec Y, Civatte J (1976) Le bébé collodion. Ann Dermatol Syph (Paris) 103:31–56
48. Lausecker H (1952) Beitrag zu den Naevoepitheliomen. Arch Dermatol Syph (Berlin) 194:639–662
49. Lever WF, Schaumburg-Lever G (1975) Histopathology of the Skin, 5th rf. Lippincott, Philadelphia Toronto p 524
50. Luger A (1949) Das Cylindrom der Haut und seine maligne Degeneration. Arch Dermatol Syph (Berlin) 188:155–180
51. Mentenopoulos G (1976) Contribution à l'étude anatomo-clinique et génétique de la sclérose tubereuse du premier age. J Genet Hum 24:119–142
52. Nicolescu R, Bork K (1974) Quantitative, periphere Durchblutungsmessungen und weitere neue angiologische Gesichtspunkte bei Pseudoxanthoma elasticum. Arch Dermatol Forsch 249:301–311
53. Otkjaer-Nielsen A, Johnson E, Hentzer B, Danielsen L, Carlsen F (1977) Apatite crystals in pseudoxanthoma elasticum: A combined study using electron microscopy and selected area diffraction analysis. J Invest Dermatol 69:376–378
54. Pope FM (1973) Pseudoxanthoma elasticum in England and Wales. Thesis, University of Wales
55. Pope FM (1974) Two types of autosomal recessive pseudoxanthoma elasticum. Arch Dermatol 110:209–212
56. Pope FM Historical evidence for the genetic heterogeneity of pseudoxanthoma elasticum. Br J Dermatol 92:493–509
57. Ramsay CA, Coltart TM, Blunt S, Pawsey SA, Giannelli SA, Giannelli F (1974) Prenatal diagnosis of xeroderma pigmentosum. Report of the first successful case. Lancet II:1109–1112
58. Regan JD, Setlow RB, Kaback MM, Howell RR, Klein E, Burgess G (1971) Xeroderma pigmentosum: A rapid sensitive method for prenatal diagnosis. Science 174:147–150
59. Reich H (1973) Acrodermatitis enteropathica: Gefahr arzneimittelbedingter Erblindung. Klin Wochenschr 51:1024–1029
60. Schnyder UW (1969) Meleda-Expedition. Hautarzt 20:285–286
61. Schnyder UW, Klunker W (1966) Erbliche Verhornungsstörungen der Haut. In: Jadassohn J (Hrsg) Handbuch d. Haut- u. Geschl.-Kr., Ergänzungswerk Band VII. Springer, Berlin Heidelberg New York S 861
62. Schnyder UW, Franceschetti AT, Ceszarovic B, Segedin J (1969) La maladie de Meleda autochtone. Ann Dermatol Syph (Paris) 96:517–530

63. Shapiro LJ, Weiss R, Webster D, France JT (1978) X-Linked ichthyosis due to steroid-sulphatase deficiency. Lancet *I*: 70–72
64. Short J, Price RA, Pratt CB (1973) Bleomycin in xeroderma pigmentosum. Cancer *31*:449–454
65. Tsambaos D, Greither A, Orfanos C Malignant spiegler's tumours: Electron microscopical findings. Vortrag anläßlich des European Meeting on Electron Microscopy, 12.5.1978 Kopenhagen
66. Vedder JS (1956) Acrodermatitis enteropatica (Danbolt-Closs) in 5 siblings. Efficacy of diodoquin in its management. J Pediatr *48*:212–216
67. Verburg DJ, Burd LI, Hoxtell EO, Merrill LK (1974) Acrodermatitis enteropathica and pregnancy. J Amer Obstet Gynec *44*:233–237

Genodermatosen als Indikation zur Interruptio: Epidermolysis hereditaria

Urs W. Schnyder, Zürich

Zusammenfassung

Eine eugenische Indikation liegt aus medizinischer Sicht vor, wenn die Frucht an einer letalen, semiletalen oder subvitalen Erbkrankheit leidet. Von den hereditären Epidermolysistypen sind Indikationen zur Interruptio die Epidermolysis bullosa atrophicans generalisata gravis (Herlitz Krankheit), die Epidermolysis bullosa dystrophica (Hallopeau-Siemens) und die Epidermolysis bullosa dystrophica inversa (Gedde-Dahl). Alle drei Krankheiten werden autosomal-rezessiv vererbt.

Die übrigen Epidermolysistypen erfüllen nicht oder nur teilweise die eugenischen Voraussetzungen für einen Schwangerschaftsabbruch. Da eine pränatale Diagnostik bei den Epidermolysen nicht möglich ist, ist die genetische Beratung nach der Geburt eines kranken Kindes von großer Bedeutung.

Summary

From a medical point of view, an eugenic indication is under consideration when the fetus is suffering from a lethal, semi-lethal or subvital congenital disease. Of the different types of hereditary epidermolysis, Herlitz syndrome and recessive dystrophic epidermolysis bullosa including the inverse form, are indications for interruption. In all three diseases inheritance is autosomal-recessive.

Eugenic postulates for interruption are realized only partly or not at all by the remaining types of epidermolysis. A prenatal examination being impossible in epidermolysis, genetic counseling after the birth of an ill child is of great importance.

Die Indikationen für eine Schwangerschaftsunterbrechung bei nichtgenetischen Erkrankungen sind eher zurückgegangen. Auf der anderen Seite stellt sich aber das Problem in immer stärkerem Ausmaß bei den Erbkrankheiten. Nach § 218 müssen dringende Gründe für die Annahme sprechen, daß das Kind infolge einer Erbanlage oder schädlicher Einflüsse vor der Geburt an einer nicht behebbaren Schädigung seines Gesundheitszustandes leiden würde, die so schwer wiegt, daß von der Schwangeren die Fortsetzung der Schwangerschaft nicht verlangt werden kann. Das heißt, nach den Erkenntnissen der medizinischen Wissenschaft muß es wahrscheinlich sein, daß das Kind entweder nur kurze Zeit lebensfähig sein wird oder schwere und irreparable körperliche oder psychische Schädigungen, die nicht behebbar sind, zu erwarten sind (Spann). Besteht hingegen die Möglichkeit einer Heilung, wie z.B. heute bei den Ichthyosen, so ist ein Schwangerschaftsabbruch nicht zulässig.

Nach anderen Interpretationen liegt die innere Rechtfertigung der eugenischen Indikation nach § 218 weder in der Eugenik im bevölkerungspolitischen Sinne, d.h. in der Verhütung erbkranken Nachwuchses, noch darin, daß einem Kind ein Leben in einer schweren Gesundheitsschädigung erspart bleiben soll, sondern ausschließlich darin, daß der besonderen Situation der Frau, die ein voraussichtlich geschädigtes Kind erwartet, Rechnung getragen wird (Lackner).

Entscheidend ist deshalb, ob die Fortsetzung der Schwangerschaft trotz der anzunehmenden Schädigung der Leibesfrucht von der Frau verlangt werden kann.

Durch den Wortlaut des Gesetzes wird ferner klargestellt, daß für die Prüfung, ob dies der Fall ist, die Schwere der zu befürchtenden Gesundheitsschädigung des Kindes maßgebend ist. Das heißt für uns Ärzte nichts anderes, als daß wir zwischen zwei polaren Kräften stehen, wenn wir uns mit dieser Frage auseinandersetzen müssen, nämlich a) ob eine Patientin erklärt: „es ist für mich unzumutbar", oder „es ist für mich zumutbar" und b) mit der Frage der Schwere der Krankheit.

Hier soll lediglich die zweite Frage erörtert werden. Bei Erbkrankheiten gibt es diesbezüglich ganz klare Definitionen. Theoretisch kommen nur drei Arten von Krankheiten in Frage; nämlich solche, die Letalfaktoren gleichkommen, bei denen es also innerhalb einer gewissen Frist ohnehin zur Abstoßung der Frucht kommt. Zweitens die sog. semiletalen Genodermatosen, d.h. Erbkrankheiten, bei denen im Kollektiv weniger als 50% überleben. Schließlich die subvitalen Genodermatosen, bei denen mehr als die Hälfte überlebt, aber die Lebenserwartung gegenüber dem Normalkollektiv herabgesetzt ist.

Die Epidermolysen sind unter den Erbkrankheiten relativ häufig. Sie stehen an dritthäufigster Stelle mit 12%, häufiger sind nur noch die erblichen Tumoren und dann selbstverständlich die Verhornungsstörungen. Bei den erblichen Epidermolysen unterscheidet man heute nach der angelsächsischen Nomenklatur zwischen nichtvernarbenden und vernarbenden Epidermolysen.

Bei den nichtvernarbenden autosomal dominanten Epidermolysen gibt es mindestens vier verschiedene Genotypen, die aber alle nicht in diese Gruppe der letalen, subletalen oder subvitalen Genodermatosen hineingehören, sondern normovital sind. Der Krankheitswert der dominant vererbten, nicht vernarbenden Epidermolysen ist zumindest in bezug auf die Frage einer Interruptio zu vernachlässigen.

Ganz anders bei der zweiten Gruppe, den nicht vernarbenden rezessiv vererbten. Die erste, letal verlaufende Form, die Epidermolysis bullosa atrophicans generalisata gravis, früher als Herlitzsche Krankheit bezeichnet, wurde in den letzten Jahren besonders bearbeitet, weil sie elektronenmikroskopisch mit einem speziellen Spaltungsmechanismus einhergeht. Diese Fälle lassen sich sehr schlecht abgrenzen gegenüber den subvitalen und subletalen Fällen von vernarbenden Epidermolysen, weil im Frühstadium auch diese noch keine Narben machen. Wir haben insgesamt 5 Fälle dieser Art selbst untersuchen können. Die Kinder sterben meistens in den ersten Lebensmonaten, wenn sie älter werden, entwickeln sich sehr typische perinasale Erosionen, die nicht mehr zuheilen und an Akrodermatitis enteropathica erinnern. Da wir in der Dermatologie, von ganz wenigen Ausnahmen abgesehen, noch keine pränatale Diagnostik kennen und diese Krankheit rezessiv vererbt wird, muß zuerst ein krankes Kind zur Welt kommen, damit das Problem der Schwangerschaftsunterbrechung überhaupt diskutiert werden kann. Hier ist sicher die Indikation gegeben, obwohl sie sich eigentlich erübrigt, denn die Kinder sterben ohnehin.

Die zweite Gruppe der autosomal rezessiven, nicht vernarbenden Formen ist die Epidermolysis bullosa atrophicans generalisata mitis. Diese Menschen können sich nicht alleine durchs Leben bringen, sie sind immer auf Hilfe angewiesen. Ob sie eine normale Lebenserwartung haben, ist noch nicht völlig klar. Auch dieser Typ gehört meines Erachtens zumindest in die Gruppe der subvitalen Epidermolysen.

Viel schwieriger ist die Einordnung der lokalisierten Form der nicht vernarbenden, rezessiven Epidermolysen. Von diesem Typ gibt es nur einen Fall, der an unserer Klinik beobachtet wurde. Die Patientin hatte Blasen an Unterschenkeln und Füßen, dort bestanden gleichzeitig Hyperkeratosen. Dazu kamen charakteristische Nagelveränderungen, die durch eine Reduplikation der Basalmembran subungual bedingt sind.

Objektiv gehört dieser Typ zu den normovitalen Krankheiten. Für die betroffene Patientin allerdings war es eine schwere Krankheit, die sie immer wieder behinderte. Im Fall einer Schwangerschaft würde sie sicherlich an den Arzt mit der Frage nach einer Schwangerschaftsunterbrechung herantreten. Schwere der Krankheit und subjektives Empfinden können eben auseinanderklaffen; der Gesetzgeber bietet dafür keine Lösungen an.

Bei den vernarbenden Epidermolysen gibt es ebenfalls autosomal dominante und rezessive Formen. Die dominant vererbten sind leichte Krankheiten, die Lebenserwartung ist nicht reduziert. Diese Gruppe entfällt für unsere Fragestellung.

Ganz anders bei den autosomal rezessiven, vernarbenden Epidermolysen, die man früher dystrophische Epidermolysen genannt hat. Denn an diesen beiden Formen, ob sie nun akral oder invers lokalisiert sind, sterben die Patienten zum Teil relativ früh. Die Lebenserwartung ist generell erniedrigt, wie schon Siemens vor mehr als 30 Jahren statistisch ermittelt hat. Manchmal führen diese Krankheiten zu schweren Verklumpungen an den Händen, die die Patienten zu manueller Untätigkeit verurteilen, obwohl sie unter Umständen sehr intelligent sein können. Den gleichen Befund findet man an den Füßen. Schon bei Kindern beobachtet man sehr früh Vernarbungen am Ösophagus, die schließlich über Leben und Tod entscheiden. Es kann auch zu Metaplasien und schließlich zu Ösophaguskarzinomen kommen.

Bei der inversen Form sind zwar die Hände frei, die Patienten können also manuell tätig sein, sie sind dennoch schwer geschädigt. Insbesondere die Beugen sind betroffen. Die Defäkation ist behindert. Die Empfängnis ist unmöglich, weil die Vagina cicatrisiert. Die Patienten sind mindestens subvital, eher subletal geschädigt. Hier ist meines Erachtens die Indikation zur Interruptio auch von ärztlicher Seite her gegeben. Konflikte mit der Mutter werden wohl nicht auftreten, da die Wahrscheinlichkeit, ein weiteres Kind mit einer solchen Krankheit zu gebären, 25% beträgt.

Über den Schwangerschaftsabbruch aufgrund pränataler Diagnostik

Jan D. Murken, Sabine Stengel-Rutkowski und Antje Wirtz, München

Zusammenfassung

Eine pränatale Untersuchung ist dann angezeigt, wenn ein Risiko für ein definiertes genetisches Leiden besteht, das sich entweder in den Amnionzellen, in der Amnionflüssigkeit, im Blut oder in der Morphologie des Feten manifestiert. Zur Routine gehören heute vier Indikationsgruppen: Verdacht auf Chromosomenaberration, X-chromosomal rezessives Erbleiden, Stoffwechseldefekt und Neuralrohrdefekt. Für den Dermatologen sind speziell die zweite und dritte Gruppe von Interesse (Fabry-Krankheit, Xeroderma pigmentosum und neuerdings Ichthyosis vulgaris). Bei 2,9% aller bisher durchgeführten Untersuchungen wurde ein Schwangerschaftsabbruch beantragt. Andererseits hat ein großer Teil der Schwangeren, bei denen pränatal ein gesundes Kind diagnostiziert werden konnte, die Schwangerschaft erst aufgrund der vorgeburtlichen Untersuchungsmöglichkeiten geplant.

Summary

Prenatal examination is indicated when there is a risk of hereditary disease causing alterations in the amnion cells, the amnion fluid, in the blood or the morphology of the fetus. Routine screening is performed in four groups: suspected chromosomalaberration, x-chromosomal heredopathy, metabolic defect or neural tube defect. Dermatologists have special interest in the second and third groups (Fabry disease, Xeroderma pigmentosum and recently Ichthyosis vulgaris). An interruption was proposed in 2,9% of all examinations performed up to now. On the other hand, most of pregnant women whose child was prenatally diagnosed to be healthy, had planned their pregnancy only with respect to the possibility of prenatal examination.

Der Schwangerschaftsabbruch als Ergebnis vorgeburtlicher Diagnostik ist ein sehr seltenes Ereignis. Bei 5165 Untersuchungen in der Bundesrepublik bis zum 31.12. 1977 war er nur in 152 Fällen (=2,9%) indiziert [5]. Dieses Resultat soll den folgenden Überlegungen vorangestellt werden.

Ziel der medizinischen Genetik ist zunächst die Erforschung der Erbkrankheiten und der Störungen, die ihnen zugrunde liegen. Klinische, biochemische oder zytogenetische Untersuchungen sind Hilfsmittel auf dem Weg zur Diagnose. So können Einblicke in das Wesen genetischer Leiden gelingen, die es in speziellen Fällen, zum Beispiel bei Hämoglobinopathien, erlauben, bereits bis zur Analyse der Genstruktur vorzudringen.

Genetische Familienberatung

Die praktische Bedeutung der medizinischen Genetik liegt in der Familienberatung. Voraussetzung für eine genaue genetische Beratung ist die exakte Diagnose der Krankheit. Denn nur bezüglich einer bestimmten, definierten Krankheit kann genetischer Rat gegeben werden. Eine allgemeine genetische Belastung gibt es nicht.

Im Einzelfall läßt sich die Wahrscheinlichkeit für das Wiederholungsrisiko genetisch bedingter Leiden aufgrund theoretischer Überlegungen oder empirischer Belastungsziffern in Prozentzahlen angeben. Die hier zur Diskussion stehenden Krankheiten können in vier Gruppen zusammengefaßt werden:
Monogen bedingte Leiden
Multifaktoriell bedingte Leiden
Durch Chromosomenaberrationen bedingte Krankheiten
Exogene Schädigung des Feten.

Die Errechnung des Krankheitsrisikos stellt sich als rein naturwissenschaftliches Problem dar. Die eigentliche Beratung der Eltern ist dann aber eine ärztliche Aufgabe, die über eine Berechnung oder das Anbieten von Risikoziffern weit hinausgehen muß. Die Folgerungen, die sich aus ihr ergeben, können die Familie und auch das persönliche Leben der Betroffenen zutiefst verändern [2]. Hauptaufgabe der Beratung ist, Unsicherheit oder Angst durch eine klare Vorstellung des wirklichen Risikos zu ersetzen. „Sehr oft wird sich herausstellen, daß die Furcht unbegründet ist und daß die Gefahr überschätzt wurde" [2].

Pränatale Diagnostik als Spezialfall der genetischen Beratung

Als ein Spezialbereich der genetischen Beratung hat sich in den letzten Jahren die pränatale genetische Diagnostik entwickelt. Mit ihren Methoden kann in speziellen genetischen Situationen eine genaue Voraussage gemacht werden. Die Untersuchungen von Zellen des ungeborenen Kindes, gewonnen durch transabdominale Punktion von etwa 15 ml Fruchtwasser in der 16. Schwangerschaftswoche, macht es möglich, festzustellen, ob ein bestimmtes befürchtetes genetisches Leiden vorliegt oder nicht. Die Voraussetzung für eine weitgehend risikofreie Fruchtwasserentnahme wurde von klinisch tätigen Gynäkologen geschaffen; der Gynäkologe nimmt daher im Rahmen der pränatalen Diagnostik eine zentrale Position ein [6].

Ihren aktuellen Stand in der Bundesrepublik Deutschland hat die Methode der pränatalen genetischen Diagnostik durch die Initiativen der Deutschen Forschungsgemeinschaft erreicht. 1973 wurde ein Schwerpunktprogramm gegründet mit der Zielsetzung, die Methoden der pränatalen Diagnostik zu erforschen und ihre Anwend-

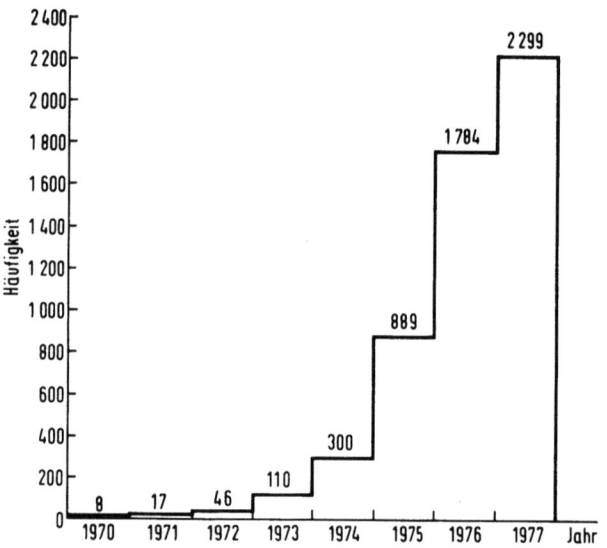

Abb. 1. Anzahl der pränatalen Diagnostikfälle 1970 bis 1977. Insgesamt 5493 Fälle (in 40 Fällen keine Angabe des Amniozentesedatums), davon 152 Interruptiones (2,8%) [5]

barkeit zu erproben. Seitdem konnten in fast allen Universitätsstädten der Bundesrepublik Labors ausgebaut werden, die sich mit der Züchtung und Analyse von Amnionzellen befassen. Die Punktionen werden in zahlreichen Frauenkliniken durchgeführt und das Fruchtwasser an die zugehörigen Stellen geschickt.

Im Rahmen dieses Schwerpunktprogrammes wurde eine Dokumentationsstelle eingerichtet, die der genetischen Beratungsstelle der Kinderpoliklinik der Universität München angegliedert ist. Die gesammelten Daten über Indikation, Familienanamnese, gynäkologische Befunde, Durchführung der Amniozentese, Durchführung der Chromosomen-, Alpha-Fetoprotein-(AFP-) und Stoffwechseldiagnostik, Schwangerschaftsverlauf, Entbindung, Neugeborenenuntersuchung und Nachuntersuchungen werden in einer Datenbank gespeichert.

Den enormen Anstieg der durchgeführten Untersuchungen in der Bundesrepublik Deutschland zwischen den Jahren 1970 und 1978 zeigt die Abbildung 1. Die Zahlen haben sich bis 1977 jährlich mehr als verdoppelt.

Indikation zur Pränatalen Diagnostik

Eine vorgeburtliche Untersuchung ist nur dann angezeigt, wenn ein Risiko für ein definiertes genetisches Leiden besteht, das sich entweder in den Amnionzellen, in der Amnionflüssigkeit, im Blut oder in der Morphologie des Feten manifestiert.

Sicherer Bestandteil der Routinediagnostik sind heute vier Indikationsgruppen, bei denen eine vorgeburtliche Untersuchung angezeigt ist (Abb. 2). Abgesehen von der Bestimmung des Alpha-Fetoproteins, die in der Bundesrepublik routinemäßig erst seit etwa 1973 vorgenommen wird, sind diese Indikationen seit Beginn der Untersuchungen bis heute die gleichen geblieben (10, 11). Ihre relative Häufigkeit hat sich in der Bundesrepublik Deutschland jedoch stark verschoben (Abb. 3).

Das Untersuchungsmaterial, teilungsfähige Zellen des Fruchtwassers, wachsen nach einigen Tagen Kultivierung spindelförmig in der Form von Fibroblasten aus. Nach etwa zehn bis vierzehn Tagen hat sich ein dichter Zellrasen gebildet (Abb. 4a-d). Die Kultur kann dann zur zytogenetischen oder biochemischen Diagnostik weiter verwendet werden.

Indikation zur Pränatalen Diagnostik Verdacht auf			
Chromosomenaberration	X-chromosomal gebundene Krankheit	Stoffwechsel defekt	Neuralrohrdefekt
1. Erhöhtes mütterliches Alter (über 35 Jahre) 2. Vorangegangenes Kind mit Chromosomenaberration 3. Elterliche balanzierte Strukturaberration (z.B. Translokation)			

Abb. 2

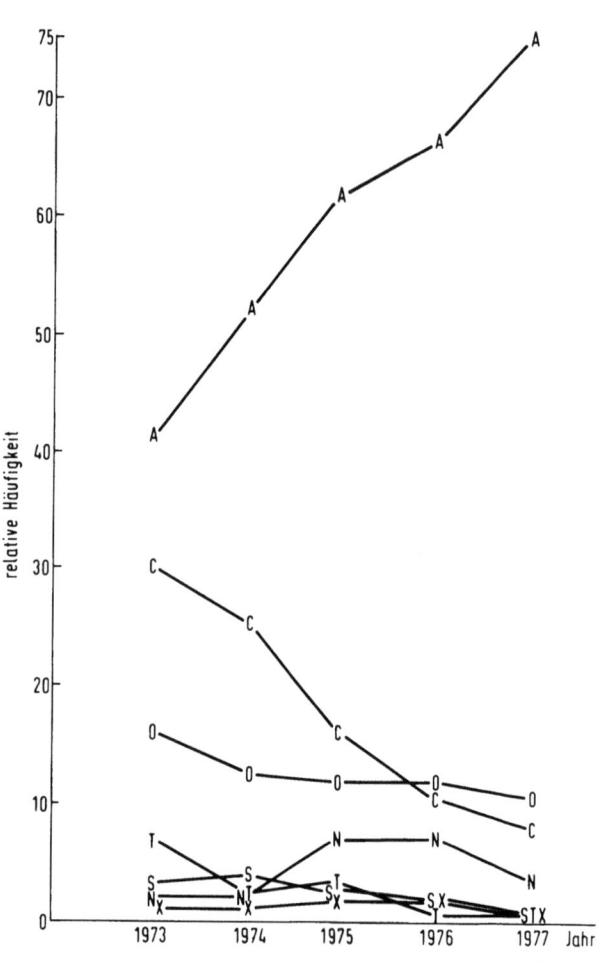

Abb. 3. Relativer Anteil der Indikation zur pränatalen Diagnostik (A = Erhöhtes mütterliches Alter 74,9%, C = Vorangegangene Chromosomenaberration 6,8%, (mit Down-Syndrom), O = Sonstiges 10,8%, T = Elterliche Translokation 0,7%, S = Stoffwechselstörung 0,5%, X = X-rezessives Leiden 0,7%, N = Neuralrohrdefekt (AFP) 4,1%, %Angaben für 1977 [5]

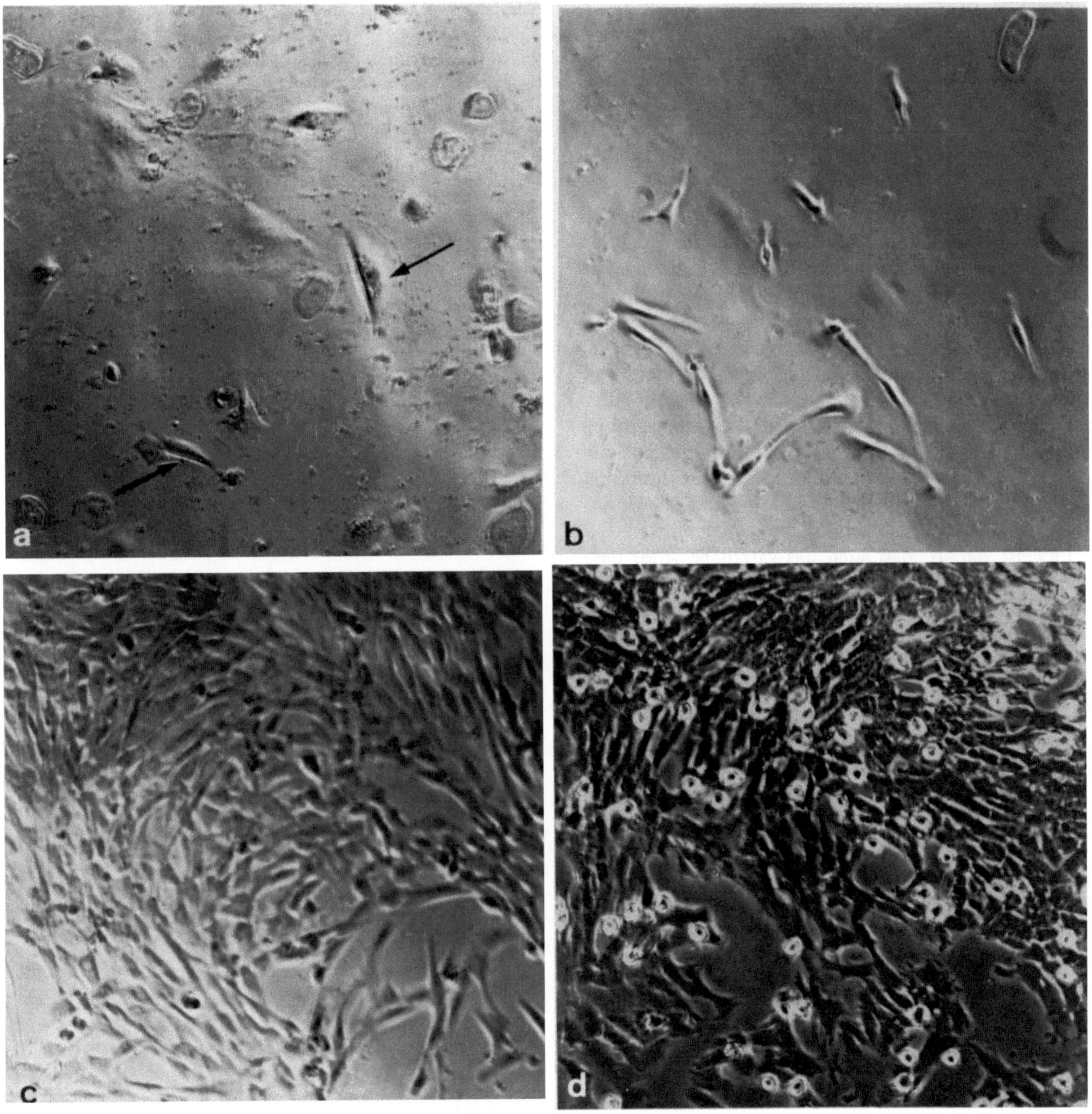

Abb. 4. Wachstum von Amnionzellen in der Kultur *a* nach drei Kulturtagen: schwimmende Epithelien und einzelne festsitzende wachstumsfähige Zellen (Pfeile). *b* nach fünf Kulturtagen: beginnendes Wachstum (fibroblastoider Zelltyp). *c* nach 14 Kulturtagen: dichter Klon von Amnionzellen („amniotic fluid" Zelltyp). *d* Mitoseschub über eine Wachstumsstelle

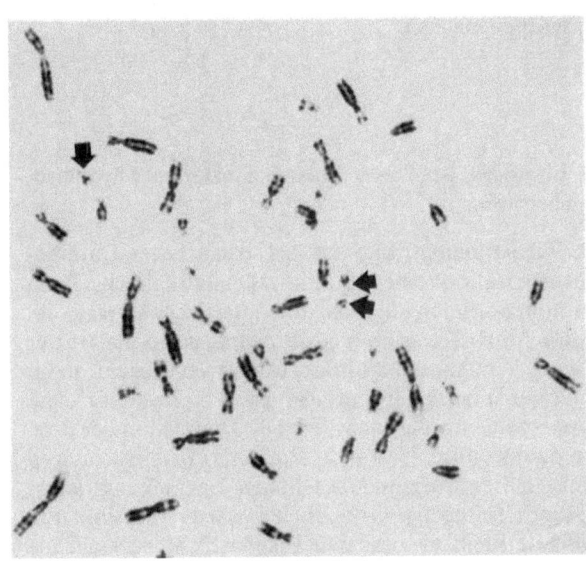

Abb. 5. Feinstruktur der Chromosomen eines Mädchen mit Trisomie 21 (s. Pfeile) in der Metaphaseplatte (G-Bandenfärbung)

Bei jeder Form der zytogenetischen Diagnostik ist die Bandenfärbung der Chromosomen (Abb. 5) unabdingbare Voraussetzung, denn nur mit ihr können auch feinere strukturelle Veränderungen festgehalten werden.

Erhöhtes Alter der Mutter

Als kritische Grenze, von der an die pränatale Diagnostik als Vorsorgeuntersuchung diskutiert werden muß, ist das 35. Lebensjahr anzusehen. Vor dieser Altersgrenze ist das genetische Risiko für ein Kind, an einer Chromosomenaberration zu leiden, so gering, daß derzeit der Eingriff nicht gerechtfertigt ist. Jenseits des 38. Lebensjahres sollte die vorgeburtliche Diagnostik in jedem Fall angeboten werden. Das Risiko erreicht in diesem Alter die Dreiprozent-Grenze (Abb. 6). Die Indikationsgruppe „erhöhtes Alter der Mutter" ist heute mit Abstand die größte, 1977 wurden 75 Prozent aller in der Bundesrepublik Deutschland durchgeführten pränatalen Untersuchungen aufgrund dieser Indikation vorgenommen.

Hinweise darauf, daß auch das väterliche Alter eine Rolle bei der Entstehung von trisomen Feten spielen kann, haben bereits die Untersuchungen von Marker-Chromosomen erbracht, die in günstig gelagerten Fällen zum Beispiel bei der Trisomie 21, Auskunft über die Herkunft des überzähligen Chromosoms geben können [7, 8].

Unterstützt werden diese Hinweise durch die statistische Analyse des väterlichen und mütterlichen Alters bei der Geburt eines Kindes mit Down-Syndrom. Wie aus Abbildung 7 hervorgeht, ist das Risiko für eine Frau von 40 oder älter, ein mongoloides Kind zu bekommen mit einem Mann von 45 oder älter, etwa 2,5 mal höher, als mit einem erst 44jährigen oder jüngeren Mann. Dieser Wert ist auf dem 1,5% Niveau signifikant (Stene, persönliche Mitteilung, Kopenhagen, 1978).

Aus diesen Zahlen folgt, daß wir wahrscheinlich in absehbarer Zeit auch eine väterliche Altersgrenze als Indikation zur pränatalen Diagnostik definieren müssen.

Altersgruppe Jahre	Pränatale Diagnosen	Pathologische Befunde	Risiko	
35–37	1011	11	1 / 92	1.1%
38–40	1565	42	1 / 37	2.7%
41–43	765	29	1 / 26	3.4%
44–46	160	17	1 / 9	10.6%
47–48	16	3	1 / 5	18.8%
Gesamt	3517	102	1 / 34	2.9%

Abb. 6. Indikationsgruppe: erhöhtes Alter der Mutter. Die speziellen Risikozahlen für die einzelnen Altersgruppen [5] der Bundesrepublik sind dargestellt

		Alter des Vaters (Jahre)		
		≤44	≥45	insgesamt
Alter der Mutter (J.)	≤39	14 0.96%	3 1.42%	17
	≥40	15 1.86%	19 4.78%	34
		29	22	51

Abb. 7. Beziehung des Alters der Mutter zum Alter des Vaters bei einem Fet mit Trisomie 21. Es besteht ein signifikanter Effekt des erhöhten väterlichen Alters (p ≤ 0,015) (Jon Stene, persönl. Mitt. Kopenhagen 1978) [5]

Alter d. Mutter bei vorangegangenen DOWN-Syndrom in Jahren	Alter d. Mutter bei Amniozentese in Jahren	Pränatale Diagnose	Beendigung der Schwangerschaft	Befund
22	25	47, XY, +18	Interruptio	fetales Edwards-Syndrom
18	25	46, XisoXq; inv (19)	Interruptio	Turner-Stigmata
25	27	46, XY/45, X	Interruptio	keine Angaben
?	31	45, X/46, XX	Interruptio	Turner-Stigmata

Abb. 8. Indikationsgruppe: Vorangegangene Schwangerschaft mit Down-Syndrom. Chromosomenbefunde der pathologischen Feten [5]

Bereits geborenes Kind mit einer Chromosomenaberration

Hat eine Mutter ein Kind mit einer freien Trisomie geboren, so ist das Risiko für das erneute Auftreten einer Chromosomenaberration nach der bisher vorliegenden Erfahrung für jedes weitere Kind gegenüber gleichaltrigen unbelasteten Eltern leicht erhöht.

505 pränatale Diagnosen wurden bei Müttern unter 35 Jahren wegen vorangegangener Schwangerschaft mit Down-Syndrom (keine elterliche Translokation) durchgeführt.

Die vier pathologischen Befunde (0,8%) stehen jedoch in keinem ersichtlichen Zusammenhang mit dem vorangegangenen Down-Syndrom: in einem Fall trat eine freie Trisomie 18 auf, in einem Fall eine X-chromosomale Strukturaberration bei familiärer Inversion 19, in zwei Fällen ein Gonosomenmosaik (Abb. 8).

Aufgrund des europäischen Datenmaterials wurde die Vermutung geäußert, daß Mütter, die bei Geburt des vorangegangenen Kindes mit Down-Syndrom jünger als 25 Jahre sind, möglicherweise ein höheres Risiko für das Wiederauftreten einer Chromosomenaberration haben, als Mütter zwischen 25 und 35 Jahren [9]. Genauere Aussagen zu der obengenannten Vermutung lassen sich jedoch erst bei Zunahme der Fallzahlen in dieser Indikationsgruppe machen.

Ein Elternteil ist Träger einer balanzierten Chromosomenaberration

Das Wiederholungsrisiko ist bei balanzierter Chromosomenaberration eines Elternteils relativ hoch. Beim Translokationsmongolismus zum Beispiel beträgt das empirische Risiko etwa zehn Prozent, wenn die Mutter Trägerin der Translokation ist, etwa zwei Prozent, wenn der Vater Translokationsträger ist. [1] Zwar ist diese Gruppe zahlenmäßig klein: bis 1977 wurden in der Bundesrepublik nur 73 (=0,7 Prozent) Untersuchungen durchgeführt. Aufgrund des hohen Erkrankungsrisikos ist jedoch bei nachgewiesener balanzierter Translokation eines Elternteils die pränatale Diagnostik eine zwingende Forderung.

Typ	gesunder Transloka- tions- träger	Anzahl	Chromosomenbefund		
			Normal	balan- ziert	unbalan- ziert
REC	MAT.	14	5	7	2
REC	PAT.	20	6	11	3
ROB	MAT.	31	8	19	4
ROB	PAT.	7	0	7	0
ROB/ REC	PAT. MAT.	1	0	1	0
Summe		73	19	45	9

Abb. 9. Indikationsgruppe: Elternteil ist Träger einer balanzierten Chromosomenaberration (REC = reziproke Translokation, ROB = Robertson Translokation; PAT = Vater ist Träger, MAT = Mutter ist Trägerin) [5]

Sehr auffallend ist bei den fetalen Chromosomenbefunden das Ungleichgewicht zugunsten der Weitergabe der balancierten Translokation (Abb. 9).

X-chromosomal rezessives Erbleiden

Ist die Mutter Konduktorin für ein X-chromosomal rezessives Leiden, das sich biochemisch nicht diagnostizieren läßt, so besteht bisher nur die Möglichkeit, das fetale Geschlecht zu bestimmen. Wird eine Knabenschwangerschaft diagnostiziert, beträgt das Erkrankungsrisiko 50 Prozent. In diesem Fall muß der Schwangerschaftsabbruch diskutiert werden. Eine wesentliche Aufgabe der pränatalen Diagnostik wird es sein, bei den hier in frage kommenden Krankheiten (z.B. Muskeldystrophie Duchenne, Hämophilie) sichere Diagnosekriterien bei nachgewiesener Knabenschwangerschaft zu erarbeiten.

Beide Eltern sind heterozygote Anlageträger für ein autosomal erbliches Stoffwechselleiden

Etwa fünfzig Stoffwechselleiden können bisher routinemäßig pränatal diagnostiziert werden (Abb. 10). Jeder einzelne dieser Stoffwechseldefekte ist sehr selten. Wegen des hohen Erkrankungsrisikos bei diesen Leiden, das entsprechend den Mendelschen Regeln 25 Prozent beträgt, ist diese Indikationsgruppe jedoch von besonderer klinischer Bedeutung. In diese Gruppe gehören auch Krankheiten, die speziell für den Dermatologen von Interesse sind wie Fabry Krankheit, Xeroderma-Pigmentosum und neuerdings Ichthyosis vulgaris [4].

Genetisches Risiko für einen Neuralrohrdefekt (Spina bifida aperta und Anenzephalus)

Das empirische Risiko bei den multifaktoriell bedingten Neuralrohrdefekten beträgt nach einem kranken Kind fünf Prozent und steigt nach zwei betroffenen Kindern auf mehr als zehn Prozent an. Durch die Bestimmung des Alpha-Fetoprotein-Spiegels im Fruchtwasser kann die Diagnose pränatal gestellt werden.

Derzeitige Bilanz der pränatalen Diagnostik

Die Bilanz der pränatalen genetischen Diagnostik in der Bundesrepublik Deutschland ergibt sich nach der Auswertung von 5.165 Untersuchungen, die bis zum 31.12.

Kohlehydratstoffwechsel	*Lipidosen*
Galaktosämie (Galaktose 1-PhU-Mangel)	GM1-Gangliosidose (Typ 1–4)
Galaktokinase-Mangel	GM2-Gangliosidose (Typ 1–3)
Glykogenose II (M. Pompe)	Sphingomyelin-Lipidose (M. Niemann-Pick)
Glykogenose III (M. Cori)	Glukosyl-Ceramid-Lipidose (M. Gaucher)
Glykogenose IV (M. Andersen)	Galaktosyl-Ceramid-Lipidose (M. Krabbe)
Glukose-6-P-Mangel	Ceramid-Trihexidose (M. Fabry)*
Pyruvat-Dekarboxylase-Mangel	Metachromatische Leukodystrophie
alpha-Fukosidase-Mangel	M. Refsum
alpha-Mannosidase-Mangel	M. Wolman
	Phytansäure-Hydroxylase-Mangel
Mukopolysacharidosen und Mukolipidosen	*Aminosäure-Stoffwechsel*
MPS-Typ I/V (M. Hurler)	Argininsuklein-Azidurie
MPS-Typ II (M. Hunter)*	Citrullinämie
MPS-Typ III A+B (M. Sanfilippo)	Hyperammonämie II
MPS-Typ V/I (M. Scheie)	Ahornsirupkrankheit
MPS-Typ (M. Maroteaux-Lamy)	Hypervalinämie
MPS-Typ (Glucoronidase-Mangel)	Propionazidämie
Mucolipidose II und III	Methylmalonazidämie (Typ 1–4)
	Homozystinurie
Andere Stoffwechselerkrankungen	Zystathionurie
Adrenogenitales Syndrom	Zystinose
Lesch-Nyhan-Syndrom*	Hyperlysinämie
Xeroderma pigmentosum	Histidinämie
Mangel der lysosomalen sauren Phosphatase	
ß-Thalassämie	
Sichelzellanämie	
α-1-Anti-Trypsin-Mangel	
kombinierter Immundefekt	

* X-gebundener Erbgang, alle anderen sind autosomal rezessive Erkrankungen

Abb. 10. Genetische Erkrankungen, die in der Frühschwangerschaft entdeckt werden können. Aus [3]

pränatale Diagnosen	5.165	(100%)
– Interruptio aufgrund pränataler Diagnostik	152	(2.9%)
– Interruptio unabhängig v.d. pränatalen Diagnostik	8	
– Aborte, i.u. Fruchttod	81	(1.6%)
– Totgeburten	21	(0.4%)
– Lebendgeburten	2.029	(39.2%)
Beendigte Schwangerschaften	2.291	(44.4%)

Abb. 11. Bilanz der pränatalen Diagnosen in der Bundesrepublik [5]

1977 durchgeführt wurden (Abb. 11), daß bei 152 Schwangerschaften (=2,9%) von den Eltern der Schwangerschaftsabbruch beantragt wurde. In diesen Fällen war das befürchtete genetische Leiden, das die Indikation zur vorgeburtlichen Untersuchung gewesen war, tatsächlich beim Feten diagnostiziert worden.

Von den 97 Prozent der Schwangeren, bei denen ein bezüglich des speziellen genetischen Risikos gesundes Kind diagnostiziert wurde, hat ein großer Teil – in manchen Risikogruppen mehr als die Hälfte – die Schwangerschaft erst aufgrund der vorgeburtlichen Untersuchungsmöglichkeiten geplant. Aus diesen Zahlen folgt zunächst, daß nicht die Interruptio im Vordergrund pränataler genetischer Diagnostik steht, sondern die Planung und Erhaltung von Schwangerschaften, die von einem genetischen Risiko bedroht sind.

Literatur

1. Boné A (1979) Structural chromosomal aberration in the parents. In: Murken JD, Stengel-Rutkowskis, Schwinger E (ed) Prenatal Diagnosis, Enke, Stuttgart, S 34–46
2. Fuhrman W, Vogel F (1975) Genetische Familienberatung. Ein Leitfaden für den Arzt. Springer, Berlin Heidelberg New York
3. Galjaard H (1978) Pränatale Diagnose genetisch bedingter Stoffwechselerkrankungen In: Pränatale Diagnostik. Enke, Stuttgart
4. Greither A (1979) Genodermatosen als Indikation zur Interruptio. Hautarzt Suppl. *30*
5. 13. Informationsblatt des Schwerpunktprogramms „Pränatale Diagnostik genetisch bedingter Defekte", München 1978.
6. Knörr K, Jonatha W, Tettenborn U (1978) Gynäkologische Aspekte der angeborenen Anomalien In: Pränatale Diagnostik, Enke, Stuttgart S 8–16
7. Mattei JF, Mattei MG, Ayme S, Giraud F (1979) Origin of the extra chromosome in trisomy 21, Hum Genet *46*, 107–110
8. Mikkelsen M, Hallberg A, Poulsen H (1976) Maternal and paternal origin of extra chromosome in trisomy 21. Hum Genet *32*, 17–21
9. Mikkelsen M (1979) Previous child with Down's syndrome or other chromosomal disorders. In: "Prenatal Diagnosis", Enke, Stuttgart, S 22–29
10. Murken J-D (Hrsg) (1972) Genetische Familienberatung und pränatale Genetik Lehmann, München
11. Murken J-D, Stengel-Rutkowski S (Hrsg) (1978) Pränatale Diagnostik, Enke, Stuttgart

Die Problematik des Schwangerschaftsabbruchs

Fritz Zimmer, München

Zusammenfassung

Das Ausmaß der Komplikationen nach Schwangerschaftsabbrüchen wird weithin unterschätzt. Im fortgeschrittenen Stadium der Gravidität (ab der 16. Woche) muß auf 5300 Früchte mit einer toten Mutter gerechnet werden. Komplikations- und Mortalitätsrate sind um so geringer, je früher der Abbruch vorgenommen wird.

Bei den Komplikationen sind die psychischen Störungen, die bis zu Suizidabsichten gehen, nicht zu vernachlässigen. Für den Arzt wirft die Indikationsstellung vielfältige Probleme auf. Bei der eugenischen Indikation muß er entscheiden, ob die Pflege eines erbkranken Kindes eine unzumutbare Belastung für die Mutter darstellen würde. Ebenso schwierig ist die Beurteilung einer Notlage, die zudem unabwendbar sein muß. Für diese Aufgaben ist der Arzt nicht ausgebildet.

Summary

The extent of complications after artificial abortion is widely underestimated. In an advanced state of pregnancy – after the 16th week – there is one maternal death per 5300 abortions. The rate of complications and mortality depends on the duration of the pregnancy. Psychic disturbances, and even thoughts of suicide, must not be neglected.

Manyfold problems arise for the doctor advising an artificial abortion. He is expected to decide whether the care of a sick and defect child would be an unbearable burden for the mother. Not less difficult is the estimation of an „inescapable distress" (unabwendbare Notlage), as it is formulated in the penal code of the German Federal Republic.

Die Problematik der Schwangerschaftsabbrüche ist so vielfältig und vielschichtig, daß im Rahmen eines kurzen Referates nur wenige Probleme beispielhaft herausgegriffen und behandelt werden können.

Im Mittelpunkt der Probleme steht die Schwangere, die, aus welchen Gründen auch immer, ihre Schwangerschaft nicht austragen kann oder will, und neben ihr der Arzt, der den Eingriff ausführen soll. Beide sind die Hauptbetroffenen, über denen sich die ganzen Probleme des Schwangerschaftsabbruches zuspitzen.

Das Bild einer Schwangeren mit dem an ihrer Seite stehenden Arzt impliziert allzuleicht die Vorstellung, daß hier die Hauptleidtragende gleich ihren Helfer neben sich hat und daß die unerwünschte Schwangerschaft eine Krankheit darstellt, um deren Heilung sich der Arzt bemüht. Diese Vorstellung ist aber falsch.

Allein die Tatsache, daß die Schwangerschaft keine Krankheit ist und der Schwangerschaftsabbruch unter Umständen sogar eine strafbare Handlung darstellen kann, macht deutlich, daß die Patienten-Arzt-Beziehung im Fall eines Schwangerschaftsabbruches ganz wesentlich durch nicht-medizinische, ja sogar nicht-ärztliche Bereiche charakterisiert wird.

Der Gesetzgeber hat für die Durchführung eines Schwangerschaftsabbruches dem Arzt außerhalb seines ärztlichen Wirkungsbereiches Pflichten auferlegt, denen er aufgrund seiner Ausbildung und Erfahrung nicht gewachsen sein kann. Diese gesetzlichen Verpflichtungen stellen eine Hauptursache für wesentliche Probleme und Konflikte dar, mit denen Schwangere und Ärzte konfrontiert werden.

Eine Vorstellung über das Ausmaß der Schwangerschaftsabbrüche in unserem Land vermitteln am besten die kürzlich vom Statistischen Bundesamt veröffentlichten Zahlen, die zeigen, daß 1977 in der Bundesrepublik Deutschland 54.309 Schwangerschaftsabbrüche gemeldet wurden. Die Zahl der Frauen, die einen Schwangerschaftsabbruch durchführen ließen, ist aber wesentlich größer, weil nicht alle legal ausgeführten Eingriffe gemeldet wurden und außerdem angenommen werden muß, daß 1977 noch 60 000 Frauen zum Zwecke einer Abtreibung ins Ausland fuhren.

Interessant ist, festzustellen, welche Frauen durch einen Schwangerschaftsabbruch belastet wurden. Absolut gesehen werden weit über die Hälfte aller Schwangerschaftsabbrüche an verheirateten Frauen ausgeführt, halb so groß ist die Zahl der Ledigen und viel geringer der Anteil der geschiedenen und verwitweten Frauen.

Ganz anders sieht die relative Verteilung innerhalb eines Familienstandes aus. Bei ledigen, verheirateten und verwitweten Frauen ließen jeweils ein gleich großer Anteil einen Schwangerschaftsabbruch durchführen. Im Vergleich dazu ist der relative Anteil von geschiedenen Frauen 2 1/2 mal größer.

Diese Zahlen zeigen, daß der Schwangerschaftsabbruch absolut gesehen ein Problem der verheirateten und relativ gesehen ein Problem der geschiedenen Frauen darstellt.

Tabelle 1. Bundesrepublik Deutschland 1977

54309 Schwangerschaftsabbrüche

Bezogen auf:

10000 Lebend- und Totgeborene	926
100000 Frauen im Alter von 15–45 Jahre	412

(Statistisches Bundesamt)

Tabelle 2. Schwangerschaftsabbruch in Abhängigkeit vom Familienstand (Bundesrepublik Deutschland) 1977

insgesamt	ledig	verheiratet	verwitwet	geschieden
54309	29,1%	60,5%	0,9%	7,6%

(Statistisches Bundesamt)

Tabelle 3. Schwangerschaftsabbrüche je 100 000 Frauen gleichen Familienstandes und Alters (Bundesrepublik Deutschland) 1977

Alter der Schwangeren in Jahren	ledig	verheiratet	verwitwet	geschieden
15–45	385,8	387,2	384,5	904,5

(Statistisches Bundesamt)

Tabelle 4.

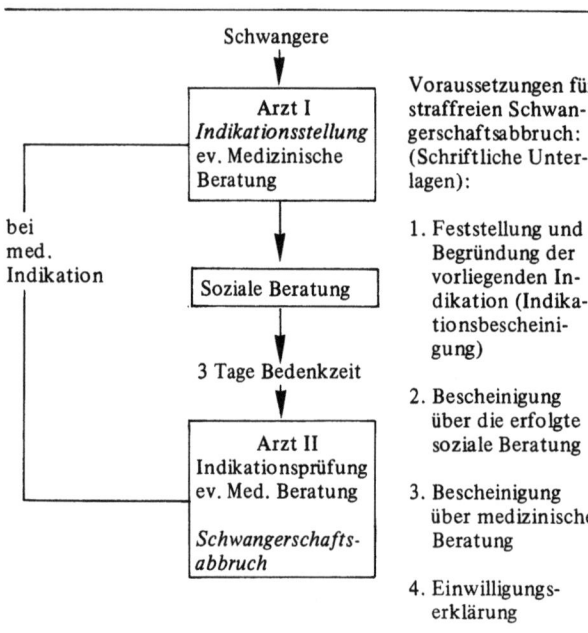

Probleme für die Schwangeren

Verfahrensschwierigkeiten

Der durch das Gesetz vorgeschriebene Weg zum Schwangerschaftsabbruch führt für mindestens drei Stationen (Indikationsstellung – soziale Beratung – medizinische Beratung und Schwangerschaftsabbruch) und stellt allein dadurch eine nicht unerhebliche Belastung für Schwangere dar.

Die Ursachen für die meisten Schwierigkeiten dieses komplizierten Verfahrens liegen in der gesetzlichen Bestimmung, daß der Arzt, der den Schwangerschaftsabbruch ausführt, die Indikation dafür selbst nicht stellen darf, sie aber im strafrechtlichen Sinne voll verantworten muß. Zur Indikationsstellung ist jeder approbierte, auch ausländische Arzt berechtigt, ohne dafür besondere Kenntnisse nachweisen zu müssen. Für eine falsche Indikationsstellung wird nicht der die Indikation stellende Arzt zur Rechenschaft gezogen, sondern sein Kollege, sofern er den Eingriff „unverantwortlicherweise" durchführt.

Es kommt nicht selten vor, daß Ärzte, ohne Kenntnis über Art und Ausmaß möglicher Komplikationen einer Abruptio und manchmal auch ohne Kenntnis des genauen Gesetzestextes, lediglich unter dem Eindruck der vorgebrachten Gründe großzügig eine Indikation stellen, die einer gewissenhaften Kontrolle durch den Kollegen, der den Eingriff zu verantworten hat, nicht standhält.

Da es keine anerkannten Merkmale oder objektivierbaren Hilfen zur Indikationsfindung gibt, ist eine Diskrepanz zwischen der Indikationsstellung des ersten und der Indikationsbeurteilung durch den zweiten Arzt oft unvermeidlich. Die Leidtragende einer daraus resultierenden Ablehnung des Eingriffes ist die Schwangere, die glaubt, daß mit dem Vorweisen gesetzlich vorgeschriebener Bescheinigungen allein schon das Gesetz erfüllt wäre. Sie kann es nicht verstehen, daß ein Arzt ihr eine, wie sie fälschlicher Weise meint, gesetzlich zustehende Hilfe versagt. In Wirklichkeit erfüllt der Arzt aber nur seinen gesetzlichen Auftrag in einem ihm aufgezwungenen nicht-ärztlichen Bereich. Unvermeidliche Folgen solcher Konfrontationen sind Störungen im Patienten-Arzt-Verhältnis.

Medizinische Probleme

Die größten Probleme für die betroffenen Frauen, aber auch für uns Ärzte bringen die bei nicht wenigen Frauen auftretenden seelischen Konfliktsituationen mit psychischen und physischen Auswirkungen und verschiedensten Komplikationen während und nach einem Schwangerschaftsabbruch. Über ihr Ausmaß herrscht weitverbreitete Unkenntnis. Nicht selten werden mögliche Folgen eines Schwangerschaftsabbruches bewußt verniedlicht oder verschwiegen.

Bis heute ist es immer noch nicht gelungen, Todesfälle zu verhindern. Sie sind um so häufiger, je später der Eingriff ausgeführt wird.

In Amerika betrug die Sterblichkeitsrate auf 100 000 Schwangerschaftsabbrüche bezogen in den ersten zwei Schwangerschaftsmonaten 0,6%. In der 11. bis 12. Schwangerschaftswoche steigt die Sterblichkeit bereits auf das sechsfache, ab der 16. Graviditätswoche auf das 31-fache an. Das bedeutet, daß im fortgeschrittenen Stadium der Gravidität auf 5 300 abgetötete Früchte mit einer toten Mutter gerechnet werden muß.

Nicht ganz so verhängnisvoll ist die Abhängigkeit der schweren Komplikationen von der Schwangerschaftsdauer. Innerhalb der bei uns gesetzlich vorgeschriebenen Frist von 12 Wochen steigt die Komplikationsrate nicht ganz auf das Doppelte das Ausgangswertes. Nach der 12. Schwangerschaftswoche spielt außerdem die Methode des Schwangerschaftsabbruches eine wesentliche Rolle für die Häufigkeit der Komplikationen.

Diese Zahlen zeigen deutlich, daß die Komplikations- und Mortalitätsrate nach Schwangerschaftsabbruch um so geringer ist, je früher der Abbruch vorgenommen wird.

Tabelle 5. Sterblichkeit nach legalem Schwangerschaftsabbruch in Abhängigkeit von der Schwangerschaftsdauer (USA 1972–1975)

Wochen	Legale Schwangerschaftsabbrüche	Todesfälle	Sterblichkeit auf 100 000
8 oder <	1 327 300	8	0,6
9–10	961 300	16	1,7
11–12	534 600	19	3,6
13–15	184 900	13	7,0
16 oder >	256 000	48	18,8

Chr. Tietze M.D.
Population Council N.Y. 1977

Tabelle 6. Schwere Komplikationen auf 100 Frauen, nach der Schwangerschaftswoche und der Abbruchmethode (U.S.A. 1977)

Schwangerschafts-woche	Abbruch-methode	Komplikationen auf 100 Frauen
8 oder <	Absaugung	0,23
9.–10.	Absaugung	0,36
11.–12.	Absaugung	0,44
13.–16.	Vag. Ausräumung	0,7
	Na Cl-Lösung	1,8
	Prostaglandine	3,0
17. oder >	Na Cl-Lösung	1,8
	Prostaglandine	2,8

Chr. Tietze, M.D.
Population Council N.Y. 1977

Tabelle 7. Frühkomplikationen des Schwangerschaftsabbruches (5–20%)

A) Während des Eingriffes
 1. Cervixverletzungen
 2. Uterusperforation
 3. Bedrohliche Blutungen
 4. Placenta-Retention

B) Unmittelbar im Anschluß an den Eingriff
 1. Endometritis
 2. Salpingitis
 3. Pelveoperitonitis
 4. Peritonitis
 5. Parametritis
 6. Sepsis
 7. Thromboembolie

H. Kirchhoff

Tabelle 8. Spätkomplikationen des Schwangerschaftsabbruches (10–35%)

A. Bei Nachuntersuchung oder bei Beschwerden gesichert
 1. Sterilität (vorwiegend tubare Ursache)
 2. Adnexprozesse
 3. Parametritis
 4. Menorrhagien
 5. Metrorrhagien
 6. Psychische Störungen
 7. Psycho-sexuelle Störungen

H. Kirchhoff

Deshalb muß es das Bestreben aller am Verfahren Beteiligter sein, einen notwendigen Schwangerschaftsabbruch so früh wie möglich zur Durchführung zu bringen.

Die Zahl der schweren Komplikationen sagt aber nichts über die Gesamtmorbidität nach einem Schwangerschaftsabbruch aus.

Es ist sehr schwierig, ein reales Bild von der Morbidität dieses Eingriffs zu bekommen. Die Gründe dafür sind verschiedenartig. Einmal gibt es keine verbindlichen Erklärungen oder Vorstellungen über die Krankheitsbilder oder Beschwerden, die nach einem Schwangerschaftsabbruch als Komplikationen betrachtet werden müssen. Zum anderen lassen sich Spätkomplikationen kaum erfassen, weil sie selten dort behandelt werden, wo der Schwangerschaftsabbruch ausgeführt wurde. Außerdem kommen die Betroffenen nach einer später erwünschten Schwangerschaft kaum mehr dorthin, um ihre Kinder zu bekommen. Schließlich kann oftmals der Zusammenhang zwischen dem Eingriff und einer danach aufgetretenen Erkrankung oder Funktionsstörung nur schwer nachgewiesen werden.

Angesichts solcher Unsicherheiten und Schwierigkeiten ist es verständlich, daß die Vorstellungen über die Morbidität des Schwangerschaftsabbruchs weit auseinandergehen. Dies zeigen beispielhaft drei im folgenden aufgeführten Studien. Bräutigam [5] hat im Auftrag des Bundesgesundheitsministeriums eine Untersuchung über die Komplikationshäufigkeit nach legalem Schwangerschaftsabbruch durchgeführt und in 4,63% Frühkomplikationen beobachtet. Die Spätkomplikationsrate war 7,77%. Unter Spätkomplikationen versteht er Krankheitsbilder, die nach einem Schwangerschaftsabbruch zur erneuten stationären Behandlung führten.

In dieser Untersuchung sind psychische Folgen eines Schwangerschaftsabbruches und Spätkomplikationen, die erst Monate nach dem Eingriff evident werden, wie z.B. Sterilitäten und Geburtskomplikationen nach einer später erwünschten Schwangerschaft nicht enthalten.

Zu einem anderen Ergebnis kommt eine sehr sorgfältige medizinische Studie von Kirchhoff [1], die zeigt, daß nach einem Schwangerschaftsabbruch 5 bis 20% der Patientinnen mit Frühkomplikationen und 10 bis 35% mit Spätkomplikationen rechnen müssen.

Frühkomplikationen können während des Eingriffes oder unmittelbar danach auftreten. Es handelt sich meist um Uterusverletzungen, bedrohliche Blutungen oder anschließende Entzündungen des Genitales.

Noch häufiger als Frühkomplikationen treten Spätkomplikationen auf, die erst bei Nachuntersuchungen nach einem Schwangerschaftsabbruch oder bei einer erneuten Schwangerschaft erkennbar sind.

Neben chronisch entzündlichen Unterleibserkrankungen und Blutungsstörungen kommt es besonders bei sensiblen Frauen häufig zu allgemein psychischen und psychosexuellen Störungen. Am schwersten wiegt aber die Sterilität, die fast immer tubare Ursachen hat.

Kommt es nach einem Schwangerschaftsabbruch zu weiteren Graviditäten, so sind auch dann noch gravierende Folgen zu befürchten. Durch vorausgegangene Manipulationen an der Cervix können dort Narben bestehen, die eine Muttermundseröffnung erschweren oder unmöglich machen. Außerdem kann es infolge von Zervixrissen zu einer Muttermundsinsuffizienz und zu Aborten oder Frühgeburten kommen. Selbst Fruchtschädigungen durch Frühgeburten oder Plazentainsuffizienz und als Folge einer Isoimmunisation durch fetoplazentare Transfusion nach vorausgegangener Abruptio lassen sich nicht ausschließen.

Besonders interessant ist die Untersuchung von Wille [4], die sich auf die Angaben der betroffenen Frauen bezieht. Obwohl diese Untersuchung 1972/73 vor der Novellierung des § 218 durchgeführt wurde, lassen ihre Ergebnisse auf unsere heutigen Verhältnisse Schlüsse zu, da 90% der Eingriffe von Ärzten durchgeführt wurden.

Nach einem Schwangerschaftsabbruch gaben 64% der Frauen subjektive Beschwerden und Komplikationen an. Selbst wenn die ärztlicherseits unerheblichen und unbedenklichen Beschwerden nicht berücksichtigt werden, bleiben immer noch bei 29% der Frauen Komplikationen mit ernsten Folgen.

Einen erschreckend hohen Anteil der Komplikationen nahmen Suizidabsichten und andere psychische Störun-

Tabelle 9. Spätkomplikationen des Schwangerschaftsabbruches (10–35%)

B. Erst bei erneuten Gravidität erkennbar
  1. Cervixnarbe (erschwerte Muttermundereröffnung – verlängerte Geburtsdauer)
  2. Cervix- bzw. Muttermundinsuffizienz
  3. Aborte
  4. Frühgeburten
  5. Nachgeburtstörung
  6. Isoimmunisation durch fetomaternale Transfusion
  7. Schädigung des Kindes
     a) Frühgeburt
     b) Plancentainsuffizienz (Endometriumschädigung)
     c) Erhöhte perinatale Mortalität

H. Kirchhoff

Tabelle 10. Morbidität des Schwangerschaftsabbruches

237 Schwangerschaftsabbrüche

Beschwerden und Komplikationen

subjektive	64%
mit ernsten Folgen	29%

R. Wille

Tabelle 11. Morbidität des Schwangerschaftsabbruches (237 Schwangerschaftsabbrüche)

Art der Komplikation	%
Hohes Fieber	9,5
Unterleibsentzündungen	7,5
Andere körperl. Beschwerden	4,7
Suizidabsichten	3,3
Andere psychische Störungen	15,0
Starke Blutungen	18,0
Schmierblutungen	25,0
Schmerzen bei Periode	8,0
Längeres Aussetzen der Periode	11,0
Ausfluß	8,6

(Ergebnis über 100% durch Mehrfachnennungen)

R. Wille

gen ein. Im physischen Bereich handelte es sich besonders um Blutungen und Blutungsstörungen.

Dieser Überblick kommt der Wirklichkeit wahrscheinlich am nächsten und zeigt, daß die Zahl der Komplikationen nach einem Schwangerschaftsabbruch nicht vernachläßigt werden darf. Jeder Arzt, der Indikationen für eine Schwangerschaftsunterbrechung stellt, sollte sich der bis heute noch nicht ganz vermeidbaren Mortalität und der hohen Morbidität des Eingriffes bewußt sein.

Probleme für den Arzt

Die menschliche, medizinische und strafrechtliche Verantwortung für die Entscheidung, ob der Abbruch einer Schwangerschaft notwendig und gerechtfertigt ist und die Verantwortung für seine Durchführung muß allein der Arzt tragen, der den Eingriff ausführt, gleich um welche Indikation es sich handelt.

Für die *medizinische Indikation* kann die Verantwortung selbstverständlich niemand anderem als einem Arzt zugemutet werden. Seine Indikationsfindung ist weitgehend von speziellen Kenntnissen, subjektiver Auffassung und individuellen Ansichten abhängig. Allgemeingültige Normen oder Richtlinien gibt es dafür nicht. Auf die Schwierigkeiten, die sich dadurch für die Durchführung des Verfahrens ergeben, wurde bereits hingewiesen.

Bei der sog. *eugenischen Indikation* (§ 218a, Abs. 2, Nr. 1) können medizinische Sachkenntnisse lediglich zur Feststellung der begründeten Annahme helfen, daß eine Frucht an einer nicht behebbaren Schädigung seines Gesundheitszustandes leidet. Diese Feststellung allein genügt nach dem Gesetz aber nicht als Indikation zum straffreien Abbruch einer Schwangerschaft, sie ist nur eine Voraussetzung dafür.

Es kommt vielmehr darauf an, ob die Pflege und Erziehung des voraussichtlich unheilbar kranken Kindes bei voller Anerkennung seines Lebensrechts eine kräftemäßig unzumutbare Überforderung der Schwangeren bedeuten würde. Nur mit dieser Einschränkung auf Fälle der Unzumutbarkeit ist diese Vorschrift mit dem Urteil des Bundesverfassungsgerichts vereinbar.

Es gibt viele leuchtende Beispiele dafür, daß Mütter durch die Zuwendung für ihre kranken Kinder zu bewundernswerten Persönlichkeiten herangereift sind. Prospektive Kriterien für die Unterscheidung solcher Frauen von jenen, die diesem Schicksal nicht gewachsen sind, gibt es nicht. Wie soll hier der Arzt entscheiden, ob im Falle einer geschädigten Frucht von einer Mutter die Fortsetzung einer Schwangerschaft verlangt werden kann oder nicht?

Noch offensichtlicher werden die Schwierigkeiten für den Arzt bei der *kriminologischen Indikation* (§ 218a, Abs. 2, Nr. 2). Nach dem Gesetz muß der Arzt entscheiden, ob ein Sexualdelikt vorgelegen hat und die Schwangerschaft damit in Zusammenhang zu bringen ist. Es wird ihm vom Gesetzgeber zugemutet, über juristische Sachverhalte nach ärztlicher Erkenntnis zu entscheiden. Das umgekehrte wäre, wenn ein Gesetz von Juristen eine medizinische Diagnose verlangen würde.

Auch die Feststellung einer Notlagenindikation (§ 218a, Abs. 3, Nr. 3) stellt keine ärztliche Aufgabe dar, für die der Arzt die notwendige Ausbildung mit sich bringt. Besonders schwierig ist hier die Entscheidung, ob die bestehende Notlage tatsächlich eine Gefahr für das Leben oder eine schwerwiegende Beeinträchtigung des körperlichen oder seelischen Gesundheitszustandes der Schwangeren darstellt. Mit diesem gesetzlichen Erfordernis werden nämlich alle Belastungen ausgeschieden, die normalerweise mit einer Schwangerschaft verbunden sind. „Vorübergehende Engpässe, bloße Verschlechterung des erreichten Lebensstandards, Arbeitsplatz- und Wohnungswechsel, Verzögerung des Studiums und Zurückstellung von Anschaffungswünschen sind daher regelmäßig zumutbar. Auch die bloße Sorge, dem Kind nur ein Leben unter schwierigen Verhältnissen bieten zu können, genügt für sich allein nicht" (Lackner [2]).

Außerdem bestimmt das Gesetz, daß ein Schwangerschaftsabbruch nur dann straffrei bleiben kann, wenn die Gefahr einer Notlage nicht auf andere, für die Schwangere zumutbare Weise abgewendet werden kann. Da soziale Hilfen aber von Sozialberatern angeboten werden, die darüber strenges Stillschweigen, auch gegenüber dem behandelnden Arzt, bewahren müssen, ist es dem Arzt auch beim besten Willen nicht möglich, über die Zumutbarkeit möglicher Hilfen zur Abwendung einer Notlage zu entscheiden. Trotzdem muß er die volle strafrechtliche Verantwortung dafür tragen.

Die Zahl der Notlagenindikationen hat seit Inkrafttreten des neuen Gesetzes ständig zugenommen. Dies zeigt deutlich, daß wir uns von dem erklärten Ziel des Gesetzes, nämlich einer effektiven Verbesserung des Lebensschutzes für Ungeborene, immer weiter entfernen, weil die Höhenmarke der Zumutbarkeit in aller Regel nicht dem Gesetz entsprechend gesetzt wird und die Überprüfung der Zumutbarkeit von Maßnahmen zur Abwendung von Indikationsursachen für den Arzt unmöglich ist.

Angesichts der vielen schwierigen Probleme, die ein Schwangerschaftsabbruch für Schwangere und Ärzte mit sich bringt, stellt sich zwangsläufig die Frage, wie diese vermieden werden können. Am wirksamsten ist dies durch eine weite Verbreitung sicherer antikonzeptioneller Maßnahmen möglich, mit der unerwünschte Schwangerschaften weitgehend vermieden werden können. Da 80% der zum Schwangerschaftsabbruch kommenden Frauen keine geburtenregelnden Maßnahmen angewandt haben, ist eine wichtige ärztliche Aufgabe, auf diesem Wege Schwangerschaftsabbrüche zu vermeiden.

Ein Schwangerschaftsabbruch darf niemals zu einer geburtenregelnden Maßnahme werden. Er stellt nur dann eine echte ärztliche Handlung dar, wenn das Risiko der belasteten Schwangerschaft erkennbar größer ist als das Risiko des Schwangerschaftsabbruchs. Da es aber keine allgemeingültigen Maßstäbe gibt, mit denen medizinische Risiken in derselben Dimension wie z.B. eine Notlage gemessen werden können, kann der Arzt nur dann mit allen Problemen eines Schwangerschaftsabbruchs fertig werden, ohne auf die Dauer an Achtung und Selbstachtung zu verlieren, wenn er gewissenhaft und ehrlich dem alten ärztlichen Grundsatz treu bleibt: Keine ärztliche Handlung ohne überzeugende Begründung.

Literatur

1. Kirchhoff H (1973) Komplikationen beim legalen Schwangerschaftsabbruch. Med Klin *68*:1573–1577
2. Lachner K (1976) Die Neuregelung des Schwangerschaftsabbruchs. Neue juristische Wochenschrift *28*:1233–1243
3. Tietze Chr Ist die Reform des § 218 gescheitert? Zit. b. Wolff U (1978) Deutsches Ärzteblatt *6*:317–320
4. Wille R (1974) Einstellung und Erfahrung der Ärzte und Studentinnen in Schleswig-Holstein zum Schwangerschaftsabbruch. Schleswig-Holsteinisches Ärzteblatt *1*:6–9
5. Bräutigam (1978) 42. Tagung der Deutschen Gesellschaft für Gynäkologie und Geburtshilfe. München

Welche kontrazeptive Methode kann der Arzt empfehlen

Gerhard Döring, München

Zusammenfassung

Kontrazeptiva sollen zuverlässig, unschädlich und verträglich sein. Nach der Zuverlässigkeit (Pearl-Index) kann man die Kontrazeptiva in vier Gruppen einteilen. Als „zuverlässig" sind allein die Ovulationshemmer einzustufen. Das ohnehin erhöhte Herzinfarktrisiko von Frauen über 40 wird durch die Pille nach neuen Zahlen nur wenig gesteigert. „Relativ zuverlässig" sind Intrauterinpessar, Minipille, Temperaturmethode und Schaumovulum. Ihre Versagerquote ist zehnmal so groß wie bei den Ovulationshemmern. Intrauterinpessare rufen bei Nulliparen siebenmal häufiger Adnexenentzündungen hervor als beim Durchschnitt der weiblichen Bevölkerung. Die Minipille ist unter den hormonalen Kontrazeptiva das einzige ohne größere Nebenwirkungen, Risiken oder Kontraindikationen. Die Verhütungsmittel dritter Wahl („mittlere Zuverlässigkeit") sollten mehr dem „child spacing" dienen. Die vierte Gruppe der unzuverlässigen Methoden umfaßt die Methode nach Knaus-Ogino, den Coitus interruptus und die alten chemischen Verhütungsmittel.

Summary

Contraceptives should be reliable, innocuous and compatible. With reference to their reliability (Pearl-index) they can be devided into four groups. Only the oral contraceptives can be classified as „reliable". The risk of women over 40 for myocardial infarction is only barely raised by the pill according to new data. „Relativly reliable" are intrauterine devices, the mini-pill, the temperature method and the foam ovula containing 4 p-Nonylphenoxypolyethylenglycol. Failures are ten times as frequent as with the oral contraceptives. Adnexitis caused by intrauterine devices is seven times more frequent in nulliparae than in the average female population. Among oral contraceptives, the mini-pill is the only one without appreciable side-effects, risks, or contraindications. Grade three preventives („medium reliability") should be used for child spacing. The fourth group of unreliable methods comprises the Knaus-Ogino method, coitus interruptus and the long-established chemical preventives.

Der Vortrag von Zimmer hat gezeigt, daß – ganz abgesehen von moralischen oder ethischen Gesichtspunkten – der Schwangerschaftsabbruch auch aus medizinischer Sicht keineswegs frei von Problemen ist. Nun ist es schon lange bekannt, daß die Verminderung der Abtreibungszahlen allein auf dem Weg einer optimalen Aufklärung der Bevölkerung über die Möglichkeiten einer zuverlässigen Empfängnisverhütung möglich ist. Diese Aufklärung halte ich für eine der wichtigsten ärztlichen Aufgaben unserer Zeit auf dem Gebiet der präventiven Medizin.

Der Arzt in der Praxis wird täglich von seinen Patientinnen nach empfehlenswerten Möglichkeiten der Kontrazeption gefragt. Er muß einige Mühe aufwenden, um bei der raschen Entwicklung auf diesem Gebiet stets auf dem Laufenden zu sein.

Welche Anforderungen sind an Kontrazeptiva zu stellen?
1. Zuverlässigkeit
2. Unschädlichkeit
3. Verträglichkeit oder Annehmbarkeit.

Zur *Zuverlässigkeit* soviel, daß sie sehr hoch zu bewerten ist, weil man Grund zu der Annahme hat, daß der Entschluß zu einer Abtreibung sehr leicht gefaßt wird, wenn es trotz Anwendung kontrazeptiver Maßnahmen zu einer ungewollten Schwangerschaft gekommen ist.

Als Maß der Zuverlässigkeit gilt ihr reziproker Wert, nämlich die Versagerquote. Nach Pearl [5] wertet man als Versagerquote die Zahl der ungewollten Schwangerschaften, die bei Anwendung einer Methode in 100 Anwendungsjahren beobachtet wird. Ein Maß wie die „Versagerquote" ist unentbehrlich, wenn die Zuverlässigkeit verschiedener kontrazeptiver Methoden miteinander verglichen werden soll. Um empfehlenswerte von weniger empfehlenswerten kontrazeptiven Methoden besser abgrenzen zu können, sind in Tabelle 1 die gebräuchlichen Methoden nach ihrer Zuverlässigkeit in 4 Gruppen geordnet.

Diese Einteilung in abgrenzbare Gruppen erleichtert dem Arzt in der Praxis die Entscheidung, welche Methode er empfehlen kann.

Wenn von einer Frau beziehungsweise einem Ehepaar höchstmögliche Zuverlässigkeit und Reversibilität gewünscht wird, so ist nach wie vor *die Pille* das Mittel der ersten Wahl. Die Zuverlässigkeit der konventionellen Ovulationshemmer ist einmalig hoch und nur mit der

Tabelle 1. Die gebräuchlien kontrazeptiven Methoden nach ihrer Zuverlässigkeit in vier Gruppen geordnet

Kategorie	Mittel	Versagerquote
„zuverlässig"	Ovulationshemmer	0,2–0,5
„relativ zuverlässig"	Intrauterinpessar Minipille Temperaturmethode Schaumovulum	1–3
„mittlere Zuverlässigkeit"	Kondom Scheidendiaphragma Schaumspray	5–10
„unzuverlässig"	Knaus-Ogino Coitus interruptus alte chemische Mittel	10–20

Tabelle 2. Die Häufigkeit von Herzinfarkttodesfällen in Abhängigkeit vom Lebensalter, der Pillenbenutzung und den Rauchgewohnheiten nach [3]

	Myocardinfarkttodesfälle pro 100 000 Frauen pro Jahr			
	30–39-Jährige		40–44-Jährige	
	ohne Pille	mit Pille	ohne Pille	mit Pille
Nichtraucher	1,2	1,8	7,4	10,7
Raucher	2,6	10,2	15,9	62,0

operativen Sterilisation vergleichbar. Diese nahezu 100%ige Sicherheit ist wohl der Hauptgrund, warum die Pille so rasch in der ganzen Welt weite Verbreitung gefunden hat. Ziemlich genau ein Drittel aller Mädchen und Frauen in der Bundesrepublik Deutschland im Alter von 15 bis 45 Jahren benutzt die Pille als Mittel der Empfängnisverhütung. Die oft diskutierten Nebenwirkungen und Risiken der Ovulationshemmer halten sich in Grenzen, wenn folgende Voraussetzungen erfüllt sind, das heißt, wenn die Kontraindikationen beachtet werden und die Pille abgesetzt wird, sobald beachtliche Nebenwirkungen auftreten.

Seit 1977 kennt man eine neue relative Kontraindikation der Pille, die ich für wichtig halte. 1976 war von der *U.S. Food and Drug Administration* von der Verordnung der Pille bei Frauen jenseits des 40. Lebensjahres abgeraten worden und zwar wegen des erhöhten Herzinfarktrisikos. Eine genauere Beurteilung dieser Zusammenhänge erlaubte eine 1977 publizierte Arbeit von Jain, der außer dem Lebensalter und der Pillenbenutzung auch die Rauchgewohnheiten berücksichtigte [3]. Wie Tabelle 2 zeigt, fand Jain bei Frauen, die nicht rauchten und die die Pille nicht nahmen, ein Ansteigen des Herzinfarktrisikos auf das sechs-fache, wenn er die Gruppe der 30–39-jährigen Frauen mit der Gruppe der 40–44-Jährigen verglich. Das sind hochinteressante Zahlen, weil man mit einem derartigen Ansteigen des Herzinfarktrisikos bei Frauen erst nach der Menopause rechnet.

Bei Raucherinnen kam es in der Gruppe der 40–44-Jährigen doppelt so häufig zum Herzinfarkt wie bei Nichtraucherinnen. Dagegen ist das Risiko nur wenig erhöht (von 7,4 auf 10,7 pro 100 000 Frauen pro Jahr) bei Frauen, die zwar die Pille nehmen, aber nicht rauchen (im Vergleich zu Frauen dieser Altersgruppe, die weder rauchen noch die Pille nehmen).

Eine Überraschung waren die Zahlen bei den 40–44-Jährigen, die sowohl die Pille nahmen als auch rauchten: In dieser Gruppe kamen Herzinfarkte sechsmal häufiger vor als bei gleichalten Frauen, die die Pille nahmen, aber nicht rauchten. Ohne Zweifel ist das Rauchen der Hauptrisikofaktor.

Wenn von der *Food and Drug Administration* auf das erhöhte Pillenrisiko der Frauen jenseits des vierzigsten Lebensjahres hingewiesen worden ist, dann muß man genauso auf die erhöhten Schwangerschafts- und Geburtsrisiken in dieser Altersgruppe aufmerksam machen. In der Bundesrepublik Deutschland betrug die Müttersterblichkeit im Jahre 1975 im Ganzen 39,6 auf 100 000 Geburten. Bei den 40–44-Jährigen betrug sie aber 217,9 auf 100 000 Geburten. Weiter geht aus neueren aus den USA publizierten Statistiken eindeutig hervor, daß auch die Abtreibungsmortalität mit dem Lebensalter der Mutter ansteigt.

Die in Tabelle 1 als Gruppe 2 genannten Mittel, die in punkto Zuverlässigkeit an zweiter Stelle stehen, sind durchaus auch empfehlenswert. Man sollte aber die Tatsache nicht vernachlässigen, daß bei den Mitteln zweiter Wahl die Versagerquote zehnmal so groß ist wie bei den Ovulationshemmern. Diesen Umstand sollte man auch mit seiner Patientin besprechen, wenn man nicht im Falle einer unerwünschten Schwangerschaft Vorwürfen ausgesetzt sein will.

Intrauterinpessare spielen ohne Zweifel nach den Ovulationshemmern heute die größte Rolle. Gelegentlich hat man den Eindruck, daß sie von manchem Gynäkologen und von mancher Beratungsstelle etwas kritiklos benutzt werden, so als ob sie völlig frei von Nebenwirkungen und Risiken wären. Meine Bedenken richten sich besonders gegen die viel geübte Applikation von Intrauterinpessaren bei nulliparen Mädchen und Frauen. Hier wäre etwas mehr Zurückhaltung am Platz, wenn man weiß, daß die Häufigkeit von Adnexentzündungen bei Intrauterinpessar-Trägerinnen drei bis fünfmal so hoch ist wie im Durchschnitt der weiblichen Bevölkerung. Bei Nulliparen sind Adnexentzündungen sogar siebenmal häufiger [6-8]. Die Konsequenzen für junge Frauen, die sich später Kinder wünschen, sind sehr unerfreulich, weil nach einer Salpingitis eine Frau oft steril ist. Da die Quote an Extrauteringraviditäten etwa fünf bis zehnmal so hoch ist wie im Durchschnitt (im Vergleich zu intrauterinen Graviditäten), so sollten Intrauterinpessare nicht eingelegt werden bei Frauen, die bereits eine Tube verloren haben und sich später noch Kinder wünschen.

Die Minipille ist unter den hormonellen Kontrazeptiva das einzige ohne beachtliche Nebenwirkungen, ohne Risiken und ohne Kontraindikationen. Einziger Nachteil ist, daß die Häufigkeit von Zyklusstörungen größer ist als vorher. Dieser Nachteil wird von den vielen Vorteilen aber weit aufgewogen, so daß die Minipille in meinen Augen zu den empfehlenswerten Methoden gehört.

Die Temperaturmethode wird häufig mit den Rhythmusmethoden nach Knaus und Ogino in einen Topf geworfen, was sie nicht verdient. Sie gehört zu den relativ zuverlässigen Methoden. Nebenwirkungen und Risiken gibt es keine. Einziger Nachteil. In jedem Zyklus ist an vielen Tagen sexuelle Abstinenz erforderlich, wodurch die Annehmbarkeit spürbar eingeschränkt ist. Am besten sind die Ergebnisse der Temperaturmethode bei verheirateten Paaren, die Kinder haben und älter als 30 Jahre sind [4].

Das Schaumovulum ist in letzter Zeit ins Gespräch gekommen, vor allem wohl deshalb, weil die praktischen Erfahrungen nicht mit den Angaben der Herstellerfirma „so sicher wie die Pille" übereinstimmen. In mehreren Statistiken über Kollektive von Frauen, die wegen dem Wunsch nach Schwangerschaftsabbruch die Klinik (oder Beratungsstelle) aufgesucht haben, war der Anteil an Patentex-oval-Benutzerinnen mit etwa acht Prozent wesentlich höher als erwartet. Ich bin aber der Meinung, daß die Einordnung des Schaumovulums in die Gruppe „relativ zuverlässige Mittel" zu vertreten ist.

Die Verhütungsmittel „dritter Wahl" sind nicht zu empfehlen, wenn es um eine optimale Sicherheit geht. Oft geht es aber mehr um das sogenannte „child spacing", das heißt, das Auseinanderziehen von Schwangerschaften und Geburten.

Unter den Methoden der dritten Gruppe „mittlerer Zuverlässigkeit" ist das *Kondom* immer noch sehr weit verbreitet und beliebt. Man gibt an, daß in der Bundesrepublik Deutschland und West-Berlin durchschnittlich täglich 500 000 Stück verbraucht werden. Die Beliebtheit wird einmal mit der Überschaubarkeit des Wirkungsprinzips zusammenhängen, zum anderen damit, daß das Kondom zugleich gegen venerische Infektionen schützt.

Das *Scheidendiaphragma* war vor Beginn der Pillenära weit verbreitet. Seitdem wird es nur noch von wenigen Frauen angewandt.

In die dritte Gruppe gehört wahrscheinlich auch der *Schaumspray*, dessen Zuverlässigkeit nach mehreren Statistiken größer ist als bei den älteren chemischen Verhütungsmitteln.

Die vierte Gruppe der unzuverlässigen Methoden umfaßt die Kalendermethode nach *Knaus-Ogino,* den *Coitus interruptus* und die *alten chemischen Verhütungsmittel.* Diese Methoden können vom Arzt wegen der geringen Zuverlässigkeit nicht empfohlen werden.

Abschließend möchte ich darauf hinweisen, daß Nebenwirkungen und Risiken eines Kontrazeptivums nicht isoliert betrachtet werden sollten, sondern im Vergleich zu den Risiken von Schwangerschaft und Geburt gesehen werden müssen, die ja durch ihre Anwendung vermieden werden. Eine neuere Empfehlung aus den USA möchte ich Ihnen nicht vorenthalten: Es wurde zur Minimierung von Nebenwirkungen und Risiken empfohlen, eine völlig harmlose, wenn auch nicht sehr sichere Methode wie das Kondom zu benutzen und die ungewollt eintretenden Schwangerschaften eben abzubrechen. Eine Empfehlung der wir uns wohl nicht anschließen können.

Literatur

1. Döring GK (1978) Empfängnisverhütung, 7. Aufl., Thieme, Stuttgart
2. Döring GK (1968) Die Temperaturmethode zur Empfängnisverhütung, 7. Aufl. Thieme, Stuttgart
3. Jain AK (1977) Mortality risk associated with the use of oral contraceptives. Stud Fam Plann 8:50-54
4. Marshall J (1968) A field trial of the basal body temperature method of regulating birth. Lancet II:8-10
5. Pearl R (1932) Contraception and fertility in 2000 women. Hum Biol 4:363-407
6. Tatum H.J. (1977) Clinical of intrauterine contraception. Fertil Steril 28:3-28
7. Tietze C, Bongarts J, Shearer B (1976) Mortality associated with the control of fertility. Fam Plann Perspect 8:6-14
8. Westrom L, Bengtsson LP, Mardh P-A (1976) The risk of pelvic inflammatory disease in women using intrauterine contraceptive devices as compared to non-users. Lancet II: 221-224

Die Regelung des Schwangerschaftsabbruchs im geltenden deutschen Strafrecht

Paul Bockelmann, München

Zusammenfassung

Die Notwendigkeit einer Neufassung des § 218 ergab sich zum einen aus der Unzulänglichkeit der bisherigen Regelung. Zum anderen begünstigte die großzügigere Haltung ausländischer Rechtsordnungen ein Ausweichen ins Ausland, was die Gefahr eines „Reichenprivilegs" mit sich brachte.

Nach der dem Gesetz zugrunde liegenden Indikationslösung ist der Schwangerschaftsabbruch grundsätzlich strafbar. Ausgeklammert ist die Verhinderung der Nidation durch die *morning-after-pill*, Intrauterinpessare und -schleifen sowie rechtzeitige Kürettage. Straffrei bleibt die Frau, wenn eine der gesetzlichen Indikationen vorliegt, der Eingriff von einem Arzt vorgenommen wurde und die vorgeschriebene Beratung erfolgt ist. Unzulänglich ist der Begriff der „besonderen Bedrängnis", in der das Gericht von einer Bestrafung absehen kann. Das neue Recht begünstigt die Frauen und belastet die Ärzte, die die Verantwortung für die Feststellung der Indikation, für die ärztliche Beratung und unter Umständen auch für die soziale Beratung tragen. Fehlt es an einer dieser Voraussetzungen, so ist der Eingriff strafbar.

Summary

The necessity of a revised law for induced abortion (§ 218 StGB) originated by the insufficiency of the existing law and by the liberal standpoint of foreign laws which allowed an escape to foreign countries creating at the same time the danger of a „privilege for the rich".

In the so-called „Indikationslösung" induced abortion is generally liable to prosecution. This does not include the hindrance of nidation, the *morning-after-pill*, intrautere devices and timely curettage. The woman is unpunished if the operation is done by a physician and if preceeded by the legal council. Insufficient is the term „special distress" (besondere Bedrängnis) in which the court can withdraw a punishment. The new law favours the woman and burdens the physicians with responsibility to determine the indication, to give the medical and in some instances the social consultation. Each of these requirements is under penalty if not followed.

Die Regelung des Schwangerschaftsabbruchs im heute geltenden Deutschen Strafgesetzbuch ist das Resultat einer langen rechtspolitischen Auseinandersetzung. Ihr letztes, entscheidendes Stadium begann im Jahre 1927. Damals erging die berühmte Reichsgerichtsentscheidung, durch welche die medizinische Indikation unter dem Gesichtspunkt des übergesetzlichen Notstandes als Rechtfertigungsgrund für den Schwangerschaftsabbruch anerkannt wurde, mit der – freilich fragwürdigen – Begründung, nach dem Güterabwägungsprinzip dürfe das Leben der Leibesfrucht zur Rettung des Lebens der Mutter geopfert werden, denn dieses sei das höherwertige Rechtsgut. Es ist heute kaum mehr vorstellbar, daß es erst 50 Jahre her ist, seit ärztlich angezeigte Schwangerschaftsabbrüche legaliter ausgeführt werden dürfen. Medizinisch indizierte Eingriffe sind natürlich auch schon vor dem Erlaß jenes reichsgerichtlichen Urteils vorgenommen worden, und sie haben, soweit ersichtlich, niemals zu einer Verurteilung der Beteiligten zu Strafe geführt. Mir ist jedenfalls keine reichsgerichtliche Entscheidung bekannt, die im Falle einer medizinisch gebotenen Interruption die Beteiligten, die Frau oder den Helfer, welcher den Eingriff vorgenommen hatte, zu Strafe verurteilt hätte. Indessen hätten von Rechts wegen solche Operationen von den Staatsanwälten verfolgt und nach § 218 angeklagt werden müssen, soweit sie ihnen bekannt wurden, und daß sie ihnen in keinem Falle bekannt geworden sind, ist kaum denkbar. Die Staatsanwaltschaften haben also vermutlich in einer großen Zahl von Fällen unter klarer Verletzung der ihnen durch das sogenannte Legalitätsprinzip auferlegten Pflicht, Abtreibungen wie jede strafbare Handlung unter allen Umständen zu verfolgen, an der Duldung der medizinisch notwendigen Eingriffe mitgewirkt, freilich auf eine Art und Weise, die sie selbst der Gefahr strafgerichtlicher Verfolgung wegen Begünstigung im Amte aussetzte. Es war deshalb ein großer rechtspolitischer Fortschritt, daß die Judikatur – wie so oft – für den Gesetzgeber sozusagen die Kastanien aus dem Feuer holte und damit den Anstoß zu endlicher gesetzlicher Regelung des ärztlich angezeigten Schwangerschaftsabbruchs gab.

Denn bei dem Rechtszustand, der durch die höchstrichterliche Entscheidung geschaffen worden war, konnte es nicht bleiben. Es war zu befürchten, daß das Urteil des Reichsgerichtes dunkle Ehrenmänner und -frauen dazu ermutigen würde, auch Schwangerschaftsabbrüche, die keineswegs ärztlich angezeigt waren, auf Bitten der Schwangeren (oder auch, gewiß nicht seltener, auf Bitten des Schwängerers) auszuführen, im Vertrauen darauf, im Ernstfall, d.h. bei Aufdeckung der Tat, werde ihre Verteidigung, es habe sich um einen Eingriff zur Bewahrung der Frau vor Todes- oder schwerer Gesundheitsgefahr gehandelt, nicht widerlegbar sein. Dieser Gefahr konnte nur durch eine die Voraussetzungen für einen zulässigen Eingriff im einzelnen bestimmende Regelung begegnet werden, die vor allem vorschreiben mußte, daß nicht jeder Beliebige, sondern nur ein Arzt, und auch der Arzt nicht nach bloßem Gutdünken, sondern allein unter Einhaltung bestimmter Bedingungen eine Interruption vornehmen dürfe. Eine solche Regelung konnte ein Urteil des Reichsgerichts, dem ja keine legislatorischen Kompetenzen zur Verfügung standen, nicht schaffen. Immerhin hat das Reichsgericht der Gefahr, daß seine Entscheidung Lohnabtreiber und Engelmacher geradezu anspornen könnte, dadurch vorgebeugt, daß es alsbald in einem weiteren Urteil erklärte, zur Rechtfertigung des Eingriffs durch Notstand gehöre nicht nur, daß die Interruption zur Abwendung von Todes- oder schwerer Gesundheitsgefahr für die schwangere Frau unerläßlich ist, es gehöre auch dazu, daß derjenige, der den Eingriff vornimmt, zuvor das Vorhandensein der den Notstand begründenden Fakten sorgfältig und pflichtgemäß geprüft habe – und zu einer solchen Prüfung sei nur ein Arzt befähigt. Damit wurde allen Nichtärzten die Berufung auf jenes Notstandsurteil des Reichsgerichts allerdings verlegt, aber zugleich wurde praktisch jeder approbierte Arzt dazu ermächtigt, Schwangerschaftsabbrüche in alleiniger Verantwortung auszuführen. Das war auch keine befriedigende Lösung der Problematik des legalen Schwangerschaftsabbruchs. Die rechtliche Entwicklung konnte also unmöglich bei den beiden ergangenen Entscheidungen des Reichsgerichts stehenbleiben.

In der Tat traf schließlich der Gesetzgeber eine Regelung, und zwar im Erbgesundheitsgesetz von 1933. Dieses Gesetz sah selbstverständlich den Schwangerschaftsabbruch aus eugenischer Indikation vor, freilich aus rein bevölkerungspolitischen Motiven, und es normierte außerdem, gleichsam in Wahrnehmung der Gelegenheit, eine Vorschrift, die medizinisch indizierte Interruptionen erlaubte. Auch diese aber konnte noch nicht befriedigen. Die Grundnorm, wonach medizinisch indizierte Schwangerschaftsunterbrechungen zulässig waren, falls sie mit Einwilligung der Schwangeren von einem Arzt nach den Regeln der ärztlichen Kunst und in einer Krankenanstalt ausgeführt wurden, fand zwar Zustimmung. Und auch die in einer zu dem § 14 des Erbgesundheitsgesetzes ergangenen Ausführungsverordnung getroffene weitere Bestimmung, daß die Zulässigkeit der Interruption abhängig sein sollte von dem bejahenden Votum einer ärztlichen Gutachterstelle – das war der I-Ausschuß, der bei der Ärztekammer gebildet wurde –, verdiente und verdient keine Ablehnung. Aber daß jede andere Indikation ausgeschlossen wurde (mit Ausnahme der schon erwähnten eugenischen) – so ausdrücklich das neue Gesetz –, konnte Kritik auslösen, und erst recht mußte Bedenken hervorrufen, daß die gesetzliche Bestimmung jene höchstrichterliche Judikatur ermöglichte, wonach jede Interruption, bei deren Vornahme es an einer der verschiedenen Voraussetzungen für ihre Rechtmäßigkeit gefehlt hatte, als Abtreibung nach § 218 zu bestrafen war, dies auch dann, wenn sie tatsächlich ärztlich angezeigt und von einem Arzt sachgerecht ausgeführt worden war. Nur für einen einzigen Fall war eine besondere, mildere Bestrafung ermöglichende Regelung vorgesehen, für den Fall nämlich, daß es an weiter nichts als an der Zustimmung des I-Ausschusses gefehlt hatte. Für diesen Fall galt eine verhältnismäßig geringfügige Strafdrohung. Für jeden anderen Fall, z.B. für den, daß der Eingriff nicht in einer Krankenanstalt, sondern vom Arzt in seiner Praxis ausgeführt wurde, drohte den Beteiligten die Strafe nach § 218, und dies, wie gesagt, auch dann, wenn es sich um einen ärztlich angezeigten, also zur Erhaltung des Lebens oder zur Abwehr einer schweren Gesundheitsschädigung von der Frau erforderlichen, lege artis von einem Arzt gemachten Eingriff handelte. Sicher mag man auch für solch einen Fall eine Sanktion für erforderlich halten. Aber wo nichts weiter als die Nichtinanspruchnahme einer Krankenanstalt zu tadeln war, mußte eine Bestrafung der Beteiligten nach § 218 jedenfalls als verfehlt erscheinen.

Es ist diese, höchst befremdliche Haltung der Rechtspflege und es ist keineswegs nur die ideologisch begründete oder auf rein libertinistische Motive sich stützende abolitionistische Propaganda, die einen wesentlichen Anstoß zu der Änderung des § 218 und seiner Folgevorschriften gegeben hat.

Aber es kommt noch etwas anderes hinzu. Seit Jahren gibt es ausländische Rechtsordnungen, in denen die Abtreibung unter Voraussetzungen straflos ist, die weit großzügiger sind als unser Recht vor der Reform war. Wenn die Bundesrepublik auf ihrem viel strengeren Recht beharrt hätte, so würde sie Schwangere, die eine Interruption wünschen, dazu genötigt oder verlockt haben, zur Vornahme des Eingriffs in eines jener Länder zu reisen, in denen er nicht ohne finanziellen Aufwand, aber ohne ein am Ort einzugehendes strafrechtliches Risiko zu haben ist. Dabei ist das Mißliche, daß diese Flucht ins Ausland, eben wegen des Aufwandes, der damit verbunden ist, nur einigermaßen begüterten Personen offensteht. Der Bundesgesetzgeber hat sich zwar bemüht, einem „Reichenprivileg" entgegenzuwirken. In § 7 Nr. 9 des Strafgesetzbuches ist verfügt, daß die Strafdrohung des deutschen Rechtes gegen Abtreibung – das gilt auch für ihre jetzige Fassung – auf Auslandstaten von Deutschen Anwendung findet. Zwar ist das deutsche Strafrecht ohnehin auf Auslandstaten von Deutschen anwendbar (das ist das sog. Personalitätsprinzip unseres Strafgesetzbuchs). Aber normalerweise ist Voraussetzung für die Strafbarkeit der Auslandstat eines Deutschen nach deutschem Recht, daß die Tat auch am Tatort mit Strafe bedroht ist. Davon macht der erwähnte § 7 Nr. 9 zwecks Verhinderung eines Reichenprivilegs für § 218 eine Ausnahme. Und aus § 9 Abs. 2 StGB folgt, daß die Teilnahme an einer Haupttat, sofern sie in Deutschland geleistet wird, auch dann nach deutschem Recht bestraft wird, wenn die Haupttat dort, wo sie begangen wird, nicht unter Strafe gestellt ist. Der Mann also, der seine geschwängerte Geliebte dazu bestimmt, zwecks Abtreibung in eines jener Länder zu reisen, in denen Interruptionen ohne strafrechtliches Wagnis ausgeführt werden können, und der ihr etwa auch noch die Mittel zur Reise und zur Bezahlung des Arztes am Tatort mitgibt, macht sich wegen Anstiftung und Beihilfe zu einer Abtreibung nach § 218 strafbar. Aber daß mit diesen gutgemeinten Bestimmungen das Gefälle zwischen einem völlig liberalisierten ausländischen und einem auf rigoroserem Standpunkt verharrenden deutschen Strafrecht nicht ausgeglichen werden konnte und daß es also bei einem „Reichenprivileg" geblieben wäre, wenn nicht auch der deutsche Gesetzgeber die Strafdrohungen gegen Schwangerschaftsabbruch liberalisiert hätte, liegt auf der Hand.

Aus alledem folgt, daß es in der Tat sachliche und von keiner Phraseologie verunklarte Gründe für das Ob einer Reform des § 218 gegeben hat. Eine andere Frage ist es natürlich, ob und wieweit dem Gesetzgeber die Lösung der ihm damit gestellten Aufgabe gelungen ist.

Sein erster Versuch ist mißlungen. Er bestand in der sog. Fristenlösung, d.h. in einem § 218 a, den das 5. Strafrechtsreformgesetz in das Strafgesetzbuch einstellte, wonach Schwangerschaftsunterbrechungen nicht nach § 218 strafbar sein sollten, wenn sie mit Einwilligung der Schwangeren von einem Arzt vorgenommen wurden und wenn zur Zeit der Vornahme nicht mehr als 12 Wochen seit der Empfängnis verstrichen waren. Diese Regelung hat das Bundesverfassungsgericht durch Urteil vom 24. Februar 1975 für verfassungswidrig erklärt mit der ernsten und eindrucksvollen Begründung, daß das ungeborene Leben ein selbständiges Rechtsgut, und zwar ein Leben sei, auf das die zum Schutz des Lebens bestimmten Artikel des Grundgesetzes (Art. 1 und 2) zutreffen. Das verpflichte den Gesetzgeber, zur Verteidigung dieses Rechtsgutes auch das Mittel der Strafe zu gebrauchen, notfalls sogar zum Schutz des Ungeborenen gegen seine Mutter. Die Fristenlösung könne dahin verstanden werden, daß der Eingriff innerhalb der 12-Wochen-Frist überhaupt kein Unrecht sei, und eine solche Regelung verstoße gegen das Grundgesetz. Andererseits bedeutet die Verpflichtung zum Schutze des werdenden Lebens durch das Mittel des Strafrechts nicht, daß dieser Schutz keine Ausnahmen zulassen dürfe. Die schweren Konfliktsituationen, in die eine Frau durch eine Schwangerschaft geraten könne, dürfe den Gesetzgeber dazu veranlassen, unter bestimmten Voraussetzungen den Abbruch der Schwangerschaft zu gestatten. Doch komme es nicht nur auf Repression an, sondern vor allem auf Prävention. In erster Linie sei das Leben des Ungeborenen dem Schutze der Mutter anvertraut, es müsse also der Wille der Mutter zur Erfüllung der ihr obliegenden Pflicht gestärkt und gefestigt werden. Nur als ultima ratio dürfe die Strafdrohung gebraucht werden — aber auf ihre Anwendung als letztes und äußerstes Mittel dürfe auch nicht verzichtet werden.

Damit war dem Gesetzgeber eine Änderung des 5. Strafrechtsreformgesetzes aufgetragen. Zur Erfüllung dieses Auftrages ist das 15. Strafrechtsänderungsgesetz vom 18.5.1976 ergangen. Es hat die sogenannte Indikationslösung gebracht. Das bedeutet: Der Schwangerschaftsabbruch ist grundsätzlich strafbar. Die Strafdrohung des § 218 gilt sowohl der Selbstabtreibung, d.h. der Abtreibung, welche die Schwangere in eigener Person ausführt, wie auch der Fremdabtreibung. Allerdings klammert eine in § 219 d aufgestellte Legaldefinition aus dem Begriff des Schwangerschaftsabbruchs solche Handlungen aus, deren Wirkung eintritt, bevor das befruchtete Ei sich in der Gebärmutter eingenistet hat. Damit ist von Gesetzes wegen erklärt, daß die Schwangerschaft erst mit der Nidation des befruchteten Eies beginnt, so daß eine Maßnahme, die darauf hinausläuft, diese Nidation zu verhindern, kein Schwangerschaftsabbruch sein kann. Nicht unter den Begriff des Schwangerschaftsabbruchs fallen also die Anwendung der *morning-after-pill*, die Einsetzung von Schleifen und Intrauterinpessaren und die rechtzeitige Kürettage. Das 5. Strafrechtsreformgesetz hatte in seinem § 218 Abs. 1 die Dauer dieser Frist gesetzlich auf 13 Tage festgesetzt. In dem § 219 d, der jetzt gilt, fehlt eine solche Bemessung.

Über die Indikationen hat Herr Spann das Nötige gesagt. Ich habe dazu nur eine Ergänzung zu bieten:

Die medizinische Indikation ist keine rein ärztliche, sondern eine gemischte medizinisch-soziale. Das heißt: Bei der Prüfung, ob der Eingriff erforderlich ist, um Lebens- oder schwere Gesundheitsgefahr von der Schwangeren abzuwenden, sind mit zu würdigen die gegenwärtigen und künftigen Lebensverhältnisse der Frau. Der Begriff der Gesundheitsgefährdung, den das Gesetz in § 218a Abs. 1 verwendet, ist also nicht einfach ein Komplementärbegriff zu dem der Krankheit. Eine Gesundheitsgefährdung im Sinne des § 218 kann auch dann vorliegen, wenn es nicht etwa körperliche oder seelische Krankheitszustände sind, von denen man befürchten muß, daß sie als Folgen der Schwangerschaft auftreten können. Eine Gesundheitsgefahr besteht für die Schwangere vielmehr schon dann, wenn die Austragung der Frucht und die Geburt des Kindes ihr Belastungen anderer Art auferlegen würde, die zu ertragen ihr nicht zugemutet werden kann. In den Gesetzesmaterialien wird als Beispiel für solche Belastungen der Fall genannt, daß eine Frau schon mehrere Kinder hat, deren Versorgung ihre körperliche und geistige Kraft völlig in Anspruch nimmt, so daß sie durch die Geburt eines weiteren Kindes und die Aufzucht dieses Kindes überfordert werden würde. Freilich ist Voraussetzung für die Zulässigkeit des Eingriffs, daß die der Frau drohenden Belastungen nicht auf andere ihr zumutbare Weise abgewendet werden können, auch nicht durch die sozialen Hilfen, die der Schwangeren zur Verfügung zu stellen sind. Hervorzuheben ist, daß das Urteil über die gegenwärtigen und zukünftigen Lebensverhältnisse der Frau und der aus ihnen folgenden und zu befürchtenden Beschwerungen nach ärztlichen Kenntnissen, also vom Arzt gefällt werden muß, wobei offenbleibt, woher der Arzt die sachlichen Unterlagen und die zu richtiger Vorschau auf künftige Lebensverhältnisse erforderlichen wirtschaftlichen, sozialrechtlichen und sonstigen Kenntnisse nehmen soll.

Zur richtigen Einschätzung des der Schwangeren nach der Reform des Gesetzes verbliebenen strafrechtlichen Risikos einer Schwangerschaftsunterbrechung bedarf es aber noch eines Hinweises auf die der Schwangeren drohende Strafe. Die Fremdabtreibung ist mit Freiheitsstrafe bis zu drei Jahren bedroht (in besonders schweren Fällen mit Freiheitsstrafe bis zu fünf Jahren), der Versuch ist strafbar. Die Strafe für die Schwangere ist Freiheitsstrafe bis zu einem Jahr oder Geldstrafe, ein von der Frau begangener Versuch ist immer straflos. Doch bleibt die Frau überhaupt straffrei, wenn sie den Eingriff von einem Arzt hat vornehmen lassen, nachdem sie sich zuvor in der vom Gesetz vorgeschriebenen Art und Weise hat beraten lassen — darüber sogleich einiges — und wenn seit der Empfängnis nicht mehr als 22 Wochen verstrichen sind. Auf das Vorliegen der sonst erforderlichen Voraussetzungen für die Rechtmäßigkeit des Eingriffs kommt es, was die Schwangere betrifft, dann nicht mehr an. Innerhalb der 22-Wochen-Frist also kann sich die Frau straflos von ihrer Schwangerschaft befreien lassen, sofern sie nur den Gang zur Beratungsstelle nicht scheut und sofern es ihr gelingt, einen Arzt zu finden, der bereit ist, den Eingriff vorzunehmen, ohne daß eine der vom Gesetz vorgesehenen Indikationen vorliegt oder doch ohne daß die erforderliche Feststellung darüber durch einen anderen Arzt getroffen worden ist und ihm vorgelegen hat. Noch weiter geht die Bestimmung, daß das Gericht von der Bestrafung der Schwangeren absehen kann, wenn diese sich zur Zeit des Eingriffs „in besonderer Bedrängnis" befunden hat. Was unter einer solchen Bedrängnis zu verstehen ist, sagt das Gesetz nicht. Es muß jedenfalls ein Weniger im Vergleich zu der „Notlage" sein, die ja eine selbständige Indikation ist. In der Tat gibt es Situationen, in denen eine Frau durch eine Schwangerschaft in „besondere" Bedrängnis gebracht wird, ohne daß diese Bedrängnis geradezu die Intensität einer Notlage erreicht. Eine Schwangere, der ihr Liebhaber und Schwängerer, an dem ihr Herz hängt, gedroht hat, er werde sie verlassen, wenn sie sich das Kind nicht wegbringen lasse, ist gewiß in besonderer Bedrängnis, auch wenn der Treulose durch Ausführung seiner Drohung sie keineswegs in materielle Not oder auch nur in gesellschaftliche Verlegenheit stürzen würde. In solchem Fall mag das Absehen von Strafe vertretbar erscheinen. Aber es ist schwer abzusehen, wie man einer Ausuferung des Begriffs der besonderen Bedrängnis vorbeugen könnte. Ist nicht eine Studentin in besonderer Bedrängnis, die vor dem Examen steht und nun an sachgerechter Vorbereitung auf die Prüfung durch eine unwillkommene Schwangerschaft gehindert wird? Ist nicht eine Schauspielerin in besonderer Bedrängnis, der endlich die langersehnte Hauptrolle in einem Film zugedacht ist und die nun schwanger und damit außerstand gesetzt wird, diese Rolle zu spielen? Und ist nicht vielleicht in besonderer Bedrängnis schon eine Frau, welcher die Schwangerschaft unmöglich macht, eine lange geplante und sorgfältig vorbereitete Weltreise antreten zu können? Ich bin sicher, daß die Verfasser des Gesetzes die zuletzt genannten Beispiele nicht als Fälle anerkennenswerter besonderer Bedrängnis gelten lassen würden. Aber der Gesetzgeber ist Herr der Lage nur solange, wie er noch mit der Arbeit an dem Gesetz befaßt ist. Hat er es erlassen, so hat er es aus der Hand gegeben, und alles Weitere ist nun Sache der Interpretation. Nun, ich bin bereit, auf die Weisheit der Gerichte zu vertrauen. Gleichwohl muß ich finden, daß der Gesetzgeber die ihm vom Bundesverfassungsgericht gestellte Aufgabe, das ungeborene Leben auch gegen die Mutter strafrechtlich zu schützen, nur unvollkommen gelöst hat.

So sehr das neue Recht eine die Interruption wünschende Frau begünstigt, so sehr belastet es die Ärzte. Die Entscheidung darüber, ob die Voraussetzungen einer den Eingriff rechtfertigenden Indikation vorliegen, hat der Arzt, der die Operation vornimmt, in eigener Verantwortung zu treffen. Natürlich bedeutet das nicht, daß die Entscheidung, die er gefällt hat, etwa den Richter präjudiziert, der zu urteilen hat, wenn der Arzt unter der Beschuldigung, einen unzulässigen Eingriff vorgenommen zu haben, nach § 218 angeklagt wird.

Doch ist die Würdigung der jeweils gegebenen Sachlage dem operierenden Arzt nicht allein überlassen. Das Gesetz schreibt vor, daß der Eingriff erst vorgenommen werden darf, wenn dem Operateur die schriftliche Feststellung eines anderen Arztes vorgelegen hat, daß eine zur Rechtfertigung des Eingriffs ausreichende Indikation gegeben ist. Natürlich muß der operierende Arzt diese Feststellung nicht nur in der Hand gehabt, sondern er muß sie auch gelesen haben. Gebunden ist er nicht an sie. Einer besonderen Qualifikation bedarf der feststellende Arzt nicht. Das Gesetz hat nicht etwa verfügt, daß er ein Gynäkologe sein müsse. Es genügt, daß er approbiert ist, es genügt auch eine ausländische Approbation. Gänzlich fehlt im geltenden Recht die Einrichtung einer dem I-Ausschuß vergleichbaren Gutachterstelle, welche die maßgebliche Entscheidung über die Zulässigkeit des Eingriffs zu fällen hätte und deren Entschließung den Arzt decken könnte. Die beteiligten Ärzte sind also ganz auf sich gestellt. Wird der Eingriff vorgenommen, ohne daß jene Feststellung gemacht worden ist und vorgelegen hat, so ist der Operateur nach § 219 mit Freiheitsstrafe bis zu einem Jahr oder mit Geldstrafe zu bestrafen, aber nicht nach § 218 wegen Abtreibung, es sei denn, daß auch keine der gesetzlich anerkannten Indikationen vorgelegen hat. Die Schwangere bleibt straflos.

Eine letzte Voraussetzung für die gänzliche Straflosigkeit des Eingriffs ist schließlich, daß die Schwangere vor der Vornahme des Eingriffs beraten worden ist, und zwar in doppelter Weise, einmal nämlich unter sozialen Gesichtspunkten über die öffentlichen und privaten Hilfen, die einer Schwangeren die Austragung der Frucht und die Aufzucht des neugeborenen Kindes erleichtern sollen. Hier kommen in Betracht der Kündigungsschutz, der Schwangerschaftsurlaub, die Lohnfortzahlung, die Unterhaltspflichten des Vaters des Kindes, und anderes mehr. Daß außer den staatlichen Einrichtungen zur Gewährung von Unterstützung und Sozialhilfe auch die Institutionen der freien Wohlfahrtsverbände helfend eingreifen, versteht sich. Des weiteren aber ist die Schwangere zu beraten über die ärztlich bedeutsamen Gesichtspunkte. Dabei ist sie hinzuweisen auf die mit dem Eingriff für sie verbundenen gesundheitlichen Risiken, auch auf die Konsequenzen, die sich möglicherweise für ihre Fertilität ergeben können.

Die Sozialberatung ist von dazu eingerichteten Stellen oder von Beauftragten dieser Stellen vorzunehmen. Die Stellen einzurichten ist Aufgabe der Länder. Es kommen alle möglichen Instanzen der Sozialverwaltung, aber es kommen auch kirchliche Stellen dafür in Betracht. Der Berater kann ein Arzt sein, es darf allerdings nicht derjenige sein, der den Eingriff vornimmt. Der Arzt muß sich über die sozialen Hilfen für die Schwangere, die er in der Beratung schildern soll, zuvor unterrichtet haben. Die Sozialberatung muß spätestens drei Tage vor dem Eingriff stattgefunden haben, und zwar in einem bei persönlicher Begegnung geführten Gespräch, nicht per Telefon. Die ärztliche Beratung muß natürlich von einem Arzt vorgenommen werden, das kann auch derjenige Arzt sein, der den Eingriff ausführt und der deshalb ohnehin zur Aufklärung der Schwangeren verpflichtet ist. Für diese ärztliche Beratung ist keine Frist vorgesehen. Wird der Abbruch vorgenommen, ohne daß die Beratung rechtzeitig stattgefunden hat, so ist der Arzt, der den Eingriff gleichwohl macht, nicht nach § 218, aber nach § 218 b strafbar. Ihm droht Freiheitsstrafe bis zu einem Jahr oder Geldstrafe, § 218 b. Fehlt es auch an einer Indikation, findet natürlich § 218 Anwendung. Die Schwangere bleibt straflos.

Der Reformgesetzgeber hat seine ganze Hoffnung auf die von ihm vorgeschriebenen Beratungen gesetzt. Sein Reformziel besteht selbstverständlich nicht darin, die Zahl der Schwangerschaftsunterbrechungen zu vermehren. Er hofft, durch die weitgehende Entkriminalisierung des Schwangerschaftsabbruchs die Zahl der illegalen Aborte vermindern zu können und damit die Schwangeren zu bewahren vor den schweren Gesundheitsgefahren, die ihnen drohen, wenn sie sich, weil sie unter der Herrschaft eines strikten Interruptionsverbots ärztliche Hilfe nicht in Anspruch nehmen können, in die Hände von Kurpfuschern, Lohnabtreibern und Engelmachern begeben. Und was die legalen Aborte betrifft, so hofft der Gesetzgeber, daß ihre Zahl sich in Grenzen halten läßt, wenn man nicht nur die sozialen Hilfen für die Schwangere und für Mutter und Kind vermehrt, sondern wenn man die Schwangeren sorgfältig und genau über das, was getan werden kann, informiert, unter Einbeziehung selbstverständlich der ernsten ärztlichen Probleme, die jeder Schwangerschaftsabbruch als Eingriff in einen natürlichen biologischen Prozeß stellt. Daraus folgt natürlich, daß die Beratung der Schwangeren, sowohl die Sozialberatung wie auch die ärztliche Beratung, das Ziel verfolgen muß, den Willen der Frau zur Austragung der Frucht zu stärken oder ihn, wo er erloschen ist, wieder zu wecken. Die Befugnis freilich, den Abbruch zu untersagen, hat die Beratungsstelle nicht.

Ob der Erfolg, den die Beratung haben soll, sich erreichen läßt durch eine Information, die sich auf die nüchterne Mitteilung materieller Fakten und im übrigen auf medizinische Warnungen beschränkt, ist mir zweifelhaft. Meiner Meinung nach kann eine Frau, welche den Abbruch der Schwangerschaft wünscht, nur dadurch umgestimmt werden, daß man ihr nicht nur wirtschaftliche, rechtliche, medizinische und vielleicht noch moralische Argumente vorträgt, sondern ihr zu der Einsicht verhilft, wie herrlich es ist, ein eigenes Kind zu haben. Daß die Beratung der Schwangeren darauf zielen soll, ihr diese Einsicht zu vermitteln, sagt das Gesetz nicht, und es wäre wohl auch kaum möglich gewesen, in der Sprache der Paragraphen darüber etwas zu sagen, das nicht entweder als anmaßend oder als lächerlich empfunden worden wäre. Der Himmel gebe, daß die Erwartungen, die der Gesetzgeber auf die Beratung setzt, sich gleichwohl erfüllen.

Der Mensch, der Hüter des Menschen

Herbert Breit, München-Pullach

Zusammenfassung

Wenn man die Probleme, welche die Schwangerschaftsunterbrechung aufgibt, nach pragmatischen Gesichtspunkten lösen will, kommt man zu verschiedenartigen Vorschlägen, die sich sogar gegenseitig ausschließen können. Es ist deshalb notwendig, um in dieser Sache weiterzukommen, nach dem Beginn der Eigenständigkeit menschlichen Lebens zu fragen. Doch man wird darauf deshalb keine Antwort bekommen, weil die Menschlichkeit des Menschen grundsätzlich nicht objektivierbar ist. So kommt man bei der Frage nach dem temporalen Beginn menschlicher Identität nicht weiter. Das Geheimnis menschlichen Seins gründet vielmehr darin, daß der göttliche Schöpfer des Lebens es zu einer Geschichte mit sich beruft. Jede Schwangerschaftsunterbrechung ist deshalb ein sich Vergreifen an der von Gott verliehenen Würde des Menschen. Pragmatik löst also die ethischen Aporien nicht.

Wir müssen durch umfassende gesellschaftliche Reformen, die mit dem Wunsch nach einer Sinnes- und Handlungsänderung beim Einzelnen zu beginnen haben, die Nöte angehen, die Menschen veranlassen, nach Schwangerschaftsunterbrechung zu rufen. Wir sollen dabei nicht anklagend auf die Vergangenheit sehen, in der Menschen die göttliche Würde des Menschen verletzt haben, sondern in der Gegenwart helfen, daß kein Schwangerschaftsabbruch mehr geschieht. Solidarität hütender, helfender Menschen ist gefordert.

Summary

If one wants to solve the problems of induced abortion, according to pragmatic views, one comes up with different proposals which can even contradict each other. It is therefore necessary to ask for the beginning of the single individual identity. But then there is no answer, because the human nature of man is not concievable. So one cannot proceed further in this manner in asking for the exact moment of human life to begin. The mystery of human existence is based on the fact that the devine creator of life connects mankind to a history with him. Every induced abortion is therefore an insult to man's dignity given by god. The pragmatic approach does not solve the ethical perplexity.

By extensive social and political reforms we have to begin with a desire to change the thinking and acting of each person, we have to fight the need, which stimulates man to call for induced abortion. We should not accuse the past in which man violated man's devine dignity. But we should help at the present moment that no induced abortion should occur anymore. Solidarity of herding and helping men is requested.

Elisabeth Albertsen schildert in dem Rowohlt Taschenbuch 1977 „das dritte – Geschichte einer Entscheidung" folgenden Fall: Eine junge Frau, Anfang dreißig, Mutter zweier Kinder, entscheidet sich *gegen* das unvorhergesehene dritte Kind. Während der Reise nach Holland zu der dort legalen Schwangerschaftsunterbrechung läßt sie ihr Leben Revue passieren: Alle die großen Hoffnungen und Pläne zur Zeit des Studiums, die Vorstellungen von einem freien und selbstgewiesenen Dasein und was daraus wurde. Immer ausschließlicher haben die Jahre sie in ihr Leben als Ehefrau und Mutter eingebunden, in die komplexen Beziehungen zu den Kindern und in die Abhängigkeit von ihrem Mann. Sie ist glücklich dabei, aber zugleich unruhig und unbefriedigt. Denn sie mißt die alltägliche Wirklichkeit immer wieder an ihren früheren Erwartungen. Es quält sie, schon lange nahezu unfähig zu sein, sich aus den gewachsenen familiären Bindungen auch nur vorübergehend zu lösen. Mit dem dritten Kind, meint sie, wäre ihr individuelles Leben ganz vorbei. Doch ist ihr der Entschluß zur Schwangerschaftsunterbrechung schwergefallen. Die Erzählung bricht mit deren Vollzug ab. Was mir an ihr wichtig erscheint, ist zunächst *nicht* die in ihr zum Ausdruck kommende Spannung zwischen einstiger Lebensplanung und gegenwärtiger Lebenswirklichkeit, die ja dann zum Abortus trieb, sondern der freudlose, das Gewissen belastende Gang zum Arzt. Ohne Frage thematisiert E. Albertsen nur *einen* casus auf einer facettenreichen Palette, wobei in dem Augenblick, in dem wir uns auf die Diskussion der je mit verschiedenem Gewicht vorgetragenen Gründe der Schwangerschaftsunterbrechung einlassen, wir bereits auf den Boden einer Pragmatik treten, den man dann nur schwer verlassen kann. Ohne Frage gibt es sehr viele einleuchtende Gründe, in gewissen Situationen für einen abortus artificialis zu plädieren. Das Problemfeld erweist sich, je mehr wir *pragmatisch* darüber nachdenken, als außerordentlich differenziert, so daß das Recht einer individuellen Entscheidung innerhalb der gesetzlichen Grenzen ohne Frage gefordert werden muß.

Man wägt ab zwischen zwei Möglichkeiten: entschließe ich mich, den abortus nicht vorzunehmen, dann müssen diese oder jene exorbitanten Lebensschwierigkeiten in Kauf genommen werden, die ich unter Umständen gar nicht oder mit erheblichen nachteiligen Folgen bewältigen kann. Oder lasse ich die Schwangerschaftsunterbrechung geschehen, dann komme ich zu einer *relativen* Lösung der sonst unlösbar auftretenden Probleme. Sicherlich zeigt das Leben weithin nicht immer eindeutig erscheinende Alternativen. Es gibt da eine Fülle von unwägbaren Imponderabilien, einen weiten Pool von möglichen Entwicklungen, die eines intensiven Nachdenkens und Überprüfens bedürfen. Daß bei jeder Überprüfung nicht nur sogenannte objektive Tatsachen, also „Daten" eine Rolle spielen, sondern vor allem *deren Interpretation,* wird niemand leugnen können, der weiß, daß das objektive *und* subjektive Inter-esse (Beteiligt-sein) bei jeder Entscheidung in unserem Leben eine wesentliche Rolle spielt. Begebe ich mich also auf den Boden des pragmatisch orientierten Taktierens, dann trete ich in einen weiten Bereich der Casus-Diskussion ein.

Nun scheint es mir wichtig, einige Gesichtspunkte in Erinnerung zu rufen, die in gewisser Weise abstrakt klingen, aber gerade in dieser Allgemeinheit eine ständige Beunruhigung eines nur pragmatisch orientierten Handelns darzustellen haben. Ohne Frage weiß der bundesdeutsche Gesetzgeber von der staatlicherseits zu praktizierenden Schutzwürdigkeit des Lebens. Ja selbst diejenigen, die seinerzeit für eine Fristenlösung von drei Monaten ohne besondere Kautelen eintraten, haben immer wieder zum Ausdruck gebracht, daß sie grundsätzlich das ungeborene Leben bewahrt wissen wollen.

Wir fragen also: Wann beginnt nun die Eigenständigkeit menschlichen Lebens? Die Antwort könnte für die Lösung unseres Problems wichtig sein. Bei der Befruchtung, der Einnistung oder später? Selbst wenn man darüber einen Consens erzielen könnte, bleibt doch immer noch die Frage, ob der Beginn biologischer Eigenständigkeit synchron sei mit dem Beginn „menschlichen" Lebens. Auch wenn das, was sonst zur Signatur „menschlichen" Lebens gehört (Selbstbewußtsein, vor allem auch Kommunikationsfähigkeit und anderes) dem Fetus so noch nicht eignet, so hat es doch gute Gründe, nach seinem Privileg *gegenüber nur biologisch bestimmter Lebendigkeit zu fragen*. Es geht also um nichts Geringeres als um die Frage, wann das werdende Leben *seine menschliche Identität gewinne und darum schutzbedürftig und schutzwürdig sei*. Wo und wann tritt der Übergang vom Bios zur Humanitas ein, zur menschlichen Identität? Daß es hier zu keinem Konsens aller Beteiligten bisher gekommen ist und wohl auch nicht kommen kann und daß selbst die verfeinerten Kenntnisse der modernen Medizin außerstande sind, jene so wesentliche *Zäsur* eindeutig zu bestimmen, ist nicht Ausdruck einer Ignoranz, die in irgendeiner Zukunft bei noch weiter vorangetriebenem Fortschritt überwunden werden könnte. Es liegt vielmehr in der Sache selbst begründet, *warum* es nie zu jener Fixierung kommen kann. Und dies führt auch zu einer wichtigen Einsicht in die ganze Problematik. *Die Menschlichkeit des Menschen ist grundsätzlich nicht objektivierbar.* Der *Übergang* vom Bios zur Humanitas verweigert sich dem Thema einer „wissenschaftlichen" Fragestellung.

Wir kommen also bei unserer Frage nach dem *temporalen* Beginn menschlicher Identität *nicht* weiter. Die Dinge liegen anders: Wer im Menschen den Entwurf des Schöpfers sieht, der diesem Menschen gegeben und zur Verwirklichung aufgegeben ist – ich könnte es auch vorsichtiger philosophisch ausdrücken: der Mensch auf Transzendenz bezogen und von ihr in Pflicht genommen, – *der* erkennt in dieser Relation zum Schöpfer die *entscheidende Pointe menschlichen Daseins*. Der Mensch ist kein Seiendes, das durch irgendwelche Eigenschaften – wie Vernunft, Gewissen, aufrechter Gang – zu einem privilegierten Wesen würde. *Seine Würde* und Unantastbarkeit beruht vielmehr darauf, daß der Mensch aus den Händen des Schöpfers entlassen wird, daß diese Hände sich über seinem Leben breiten und es geleiten, bis er wieder zu dem gelangt, der ihn ins Leben entließ. *Das Geheimnis menschlichen Seins gründet also darin,* daß der Herr des Lebens es zu einer Geschichte mit sich beruft. Insofern läßt sich menschliches Sein in seinem Wesen nicht dadurch ergründen, daß man seinen Bestand und Zustand untersucht. Und seine Würde *besteht nicht* in seinen *Eigenschaften*, sondern in *jenem Bezuge* zu dem, der den Menschen erschafft, anspricht, beruft und ihm Ziele gibt, die er erreichen und verfehlen kann, was selbst dezidierte Marxisten wie E. Bloch und der Tscheche Gardavski fast so hätten sagen können. Deshalb vermögen wir nicht von einer eigenen, auf Eigenschaften gegründeten Würde menschlichen Seins zu sprechen, sondern von einer „fremden Würde". Der Mensch ist der „Augapfel Gottes", wie es ein alttestamentarisches Wort sagt. Wer ihn antastet, rührt Gott selbst an. Die Geschichte, in die Gott den Menschen mit sich berufen hat, macht Ziel und Sinn seiner Existenz aus. Sie ist das Geheimnis seiner Identität.

Unsere Frage also nach dem *Beginn* menschlichen Lebens fragt jetzt nicht mehr nach den *seinsmäßigen Indizien* – nach eigenschaftlichen Kennzeichen also – in denen sich der Beginn „menschlichen" Lebens kundgibt, sondern sie fragt Wann beginnt jene die Menschlichkeit des Menschen begründende Geschichte mit Gott? Daß diese Geschichte mit Gott nicht objektivierbar ist, daß sie vielmehr Grund und Gegenstand eines *Vertrauens* ist, bildet den Schlüssel dafür, daß sich nämlich der Mensch selbst jedem Objektivierungsversuch entzieht. Die menschliche Identität ist durch das schöpferische „Es werde" begründet, das den Menschen ins Leben ruft. Genau das sagt das alte Lied Israels:

„Du hast mich gebildet im Mutterleibe ...
es war Dir mein Gebein nicht verhohlen,
da ich im Verborgenen gemacht ward ...
Deine Augen sahen mich,
da ich noch unbereitet war,
und alle Tage waren auf dein Buch geschrieben,
die noch werden sollten,
als derselben keiner da war." (Psalm 139)

Stimmen die hier angesprochenen Gedanken, dann würde jeder von Menschen initiierte und durchgeführte Abortus ein sich Vergreifen an der Würde den Menschen bzw. an der uns verliehenen Teilhabe am göttlichen Leben sein. Wir erinnern uns noch einmal an den eingangs zitierten Roman, in dem berichtet wird, daß es der nach Holland zum Schwangerschaftsabbruch reisenden Frau schwer fiel, ihren Entschluß durchführen zu lassen, wiewohl sie dadurch erhoffte, ihr dissonantes Leben etwas zu entspannen. Jene Urangst vor der Zerstörung menschlichen Lebens, auch wenn dieses noch keine erkennbare humanitas angenommen haben sollte, mag sich – der Romanschriftstellerin wohl unbewußt – hier artikuliert haben. Sie ist mehr und anders als eine durch christliche Tradition anerzogene Sensibilität. Vielleicht Erinnerung an ein dem Menschen verbotenes Vergreifen am Leben.

Bei der Entstehung menschlichen Lebens handelt es sich eben um einen sakrosankten Bezirk, der nicht mit menschlichen Händen angetastet und nicht „rationalisiert", d.h. unter Nützlichkeitserwägungen gestellt werden darf. Die Unantastbarkeit gegenüber dem pragmatischen Zugriff ergibt sich dabei aus der Schöpfungsordnung, deren Wunder sich aktualisiert hat und deren Verletzung sich rächt. Die fremde Würde bringt zum Ausdruck, daß es nicht des Menschen eigener Wert – sein Leistungswert in guten Werken, seine Funktionstüchtigkeit, seine pragmatische Verwertbarkeit – ist, die ihm seinen Rang gibt, sondern das, was „an ihn gewendet" wurde, was Gott an opfernder Liebe in ihn investiert hat. Darum aktualisiert sich „die fremde Würde" auch dort, wo der Eigenwert des Menschen fragwürdig geworden ist und wo sein Funktionswert an der Börse der Leistungs- und Produktionsgesellschaft nicht mehr notiert und er vielleicht als lebensunwertes Leben erklärt wird. Die Dinge hängen innerlich zusammen, wenn wir uns ebenfalls heftigst wehren gegen die Tötung jenes Lebens, das so lebensunwert ist, daß es Gesellschaft und Einzelnen nur belastet.

Wie kommen wir aber weiter? Wir wissen ja, wie der alte Paragraph 218 Menschen in eine Grauzone trieb, um ihrer Kriminalisierung zu entrinnen. Wir können aber auch nicht so tun, als vermöchten wir durch erhebliche Konzessionen, wie immer diese dann ausfallen oder ausgefallen sind, uns ein *gutes Gewissen* zu verschaffen. Pragmatik löst die ethischen Aporien nicht. Was dann aber tun? Ich zitiere aus dem Hirtenwort der deutschen Bischöfe zum Schutz des ungeborenen Lebens vom 25. April 1973, mit dem ich mich als evangelischer Theologe weitgehend identifizieren kann, folgende Sätze: „Wir lehnen in aller Entschiedenheit die Fristenregelung und die weitgefaßte Indikationsregelung ab"; und „es müssen umgehend diejenigen sozialen und finanziellen Maßnahmen ergriffen werden, die wirksame Hilfe auf diesem Gebiet bringen können". Also Versuch einer Bekämpfung der Krankheitserreger in unserer Gesellschaft, und nicht Pragmatik in der Symptomenbekämpfung. Müssen wir nicht durch umfassende gesellschaftliche Reformen, die nicht nur von oben entriert, sondern mit einer Sinnes- und Handlungsänderung beim Einzelnen zu beginnen haben, eben jene Nöte angehen, die Menschen veranlassen, nach Schwangerschaftsunterbrechung zu rufen? Unser Ruf würde auch hineinführen in den Intimbereich der Ehen, die zu lernen hätten, ein nicht gewünschtes Kind trotzdem anzunehmen. Müßten jetzt nicht Fragen an unseren Egoismus, an unser ausschließlich rationales Denken gerichtet werden? Ich will hier aber gewiß keinen Anklagekatalog vorlegen.

Doch kann der Theologe dabei nicht stehen bleiben. Die Kirchen haben ja in ihren Voten sehr viel von flankierenden Maßnahmen geredet und sind dabei auf guten Widerhall gestoßen. Ich möchte hier zum Abschluß noch auf einen Aspekt verweisen, der gewiß nicht nur dem Pfarrer vorbehalten ist, sondern für alle gilt. Wir leben in keiner heilen Welt und werden auch dann in keiner leben, wenn wir marxistischer Ideologie folgend, die Utopie des Reiches der Freiheit erlangen könnten. Wir sind gerufen, das Feuer des Lebens sorgsam zu hüten, diejenigen aber, die vor seiner Asche stehen, nicht anzuklagen, sondern zu trösten. Der Arzt wird anders reden als der Pfarrer, der Christ anders als der Nichtchrist. Entscheidend scheint mir dabei, jenen, die Leben getötet haben zu sagen, was sie hier getan haben, *und* zu helfen, neu zu beginnen. Wir sind keine Verkläger, sondern Hüter. Wir sollen die Gewissen schärfen und dem Menschen helfen, die Würde des Lebens zu achten. Niemand sei davon dispensiert. Gesetze verändern den Menschen nicht, sondern die behutsam gewonnene innere Überzeugung. Und dazu ist oft ein langer Weg nötig und Solidarität des hütenden Menschen. L. Thoma sagt etwas hintergründig: „In jedem Menschen steckt ein Prozeß, man muß nur tief genug bohren." Ich schließe mit einem alten Weihnachtslied, das heute zum Besitz aller christlichen Kirchen geworden ist. Es spricht schlicht und einfach aus, worin der Sinn menschlichen Daseins gründet: „Da ich noch nicht geboren war, da bist du mir geboren und hast mich Dir zu eigen gar, eh' ich Dich kannt, erkoren."

Sachverzeichnis

Adenoma sebaceum 14
Akanthosis nigricans benigna 18
Akrodermatitis enteropathica Danbolt-Closs 18, 19, 24
Albinismus totalis 18
Alter der Mutter 26, 28, 38
Amnionzellen 25, 26, 27
Amniozentese 26, 28
Angiokeratoma corporis diffusum Fabry 13, 18, 19
Angiomatosis retino-cerebellaris 14
Angiophakomatosen 10
Antigene, fötale 10
Aufklärung der Patientin 3, 5, 44
Aufklärungspflicht 3, 5

Basaliome, nävoide 14
Beratung, ärztliche 5, 41, 44
– genetische 23, 25
– medizinische 32
– soziale 32, 41, 44
Beratungsmaßnahmen 4
Beratungsregelung 3
Beratungsstelle 38, 43, 44
– genetische 26
Beweismittelsicherung 5
Bloch-Sulzberger-Syndrom 16
Bloom-Syndrom 16

Chromosomenaberration 25, 26, 28, 29
Cole-Engman-Zinsser-Syndrom 18
Cutis laxa 16

Dermatopathie, schwangerschaftsspezifisch 9
Dermatomyositis 9, 10
Diagnostik, pränatale 13, 14, 17, 19, 23 f, 25 ff
Dokumentation (der Aufklärung und Einwilligung) 5
Dokumentationsstellen 26
Down-Syndrom 26, 28
Dyskeratosen 14, 18
Dyskeratosis follicularis Darier 18
Dysplasien 10, 16
– anhidrotische ektodermale 16
– hidrotische dermale 16
– mit Hypoplasien 14, 16
– mit Pigmentanomalien 14, 16

Ehlers-Danlos-Syndrom 10, 16
Eingriffsfrist 4, 43
Einwilligung der Patientin 3, 4, 5
Einwilligungsberechtigung 4
Einwilligungserklärung 32
Einwilligungsfähigkeit 3, 4, 5
Einwilligungsunfähigkeit 4
Ekzem, endogenes 10
Elastorrhexis generalisata 13, 16, 19
Empfängnisverhütung 37 ff
Entscheidungsfähigkeit 3
Enzymdefekt 17
Enzymmangel, genbedingt 16
Epidermolysen 14, 23 f
Epidermolysis bullosa atrophicans generalisata gravis (Herlitz) 23 f
– atrophicans generalisata mitis 24
– dystrophica (Hallopeau-Siemens) 23f

Epidermolysis bullosa
– dystrophica inversa (Gedde-Dahl) 23f
Epithelioma adenoides cysticum (Brooke) 15
Erbanlagen 13
Erbberatung 17
Erbgang, autosomal dominant 13, 15, 17, 18, 24
– autosomal rezessiv 14, 16, 17, 18, 24
Erbgesundheitsgesetz 42
Erkrankungsrisiko 29
Erythema nodosum 10
Erythrodermie congénitale ichthyosiforme bulleuse 17
Erythrokeratodermia figurata variabilis Mendes da Costa 18
Erythrokeratodermie 14

Fibrodysplasia elastica 16
Freiheitsstrafe für Abtreibung 43, 44
Fristenlösung 42, 43
Frühkomplikationen nach Interruptio 33

Genträger 17
Genodermatosen, semiletal 23, 24
Genodermatosen, subvital 23, 24
Geschäftsfähigkeit, zivilrechtliche 5
Geschlechtskrankheiten der Mutter 9
Gestodermie 10
Gesundheitsgefährdung der Schwangeren 41, 43
Gesundheitsschädigung der Schwangeren 4
Gorlin-Goltz-Syndrom 13, 14, 15, 19
Grönblad-Strandberg-Syndrom 16
Gutachterstellen 3, 42, 44

Hämophilie 29
Haftung des Arztes, strafrechtlich 4
Hautkrankheiten der Mutter 9
Herpes gestationis 9, 10
Heterozygotentest 14
Heterozygotie 25
Hilfeleistung, unterlassene 3
Hirnsklerose, tuberöse 15

Ichthyosen 14, 17, 23
Ichthyosis congenita sicca 17, 18
– congenita bullosa 17
– hystrix 17
– simplex 15
– vulgaris 13, 17, 19, 25, 29
Impetigo herpetiformis 9, 10
Incontinentia pigmenti 16
Indikation, absolute 11, 13, 19
– ethische 4, 5, 6
– eugenische 3, 4, 5, 10, 23, 31, 34, 42
– kriminologische 6, 34
– medizinische 3, 5, 9, 10, 34, 41, 42, 43
– relative (dermatologische) 9, 13, 19
– soziale 3, 4, 5, 6
– sozialmedizinische 5
Indikationskatalog, hautärztlich 9
Integrität, körperliche 4

Kassenarzt, Verpflichtung des 6, 7
Keratodermien 18
Körperverletzung 4
Kollagenosen 10
Kollodiumbaby 17
Komplementfaktoren bei Herpes gestationis 10
Komplikationen nach Schwangerschaftsabbruch 31, 32, 33
Kontrazeptiva 10, 37 ff
– Zuverlässigkeit 37 ff

Lactationsperiode 10
Lebenserwartung 23
Lebensgefahr (für die Schwangere) 5, 9, 43
Lebensrecht des Ungeborenen 3, 5, 34
Lebensqualität 6
Leichenschau 3
Letalfaktor 23
Lues 9
Lupus erythematodes acutus 9, 10
– erythematodes visceralis 10
– vulgaris 9

Manifestationsförderung 10
Maßnahmen, kontrazeptive 9, 35
Melanomalignom 9, 11
Meldepflicht 3
Merkmalsträger 15
– heterozygot 13, 14
– homozygot 14
Metastasierung, diaplazentare 9, 11
Minderjährige (Schwangere) 3, 5
Mißbrauch, sexueller 6
Morbus Bourneville-Pringle 13, 14, 15, 19
– Darier 11, 18
– Duhring 10
– Fabry 19, 25, 29
– Greither 18
– Hippel-Lindau 14
– Meleda 13, 18, 19
– Papillon-Lefèvre 18
– Recklinghausen 9, 10, 13, 15, 19
– Unna-Thost 18
Morbidität, fötal 10
– nach Schwangerschaftsabbruch 33, 34
Mortalität, fötal 10
– nach Schwangerschaftsabbruch 31, 32, 34, 38
Müttersterblichkeit 38
Muskeldystrophie Duchenne 29

Naevobasaliome 14, 15
Neuralrohrdefekt 25, 26, 29
Neurofibromatose 14, 15
Nötigung, sexuelle 5, 6
Notlage (der Schwangeren) 6, 31, 34, 35, 43
Notlageindikation 4, 5, 34, 35
Notstand, übergesetzlicher 4, 41, 42

Ovulationshemmer 37 ff

Palmar-Plantar-Keratose 14, 18
– dissipierte 18

Parakeratosis Mibelli 18
Patienten-Arzt-Beziehung 31, 32
Pearl-Index 37
Pemphigoid, bullöses 10
Pemphigus 9
– vulgaris 10
Penetranz 15
Personensorgeberechtigter 4
Personensorgerecht 4
Phakomatosen 10, 14
– tumoröse 14
Pigmentfleckenpolypose Peutz-Jeghers 14
Pityriasis rubra pilaris 18
Polykeratosen 18
Polyposis intestinalis 14
Porphyrie 10
Porphyria hepatica 10
Pseudoxanthoma elasticum 16
Psoriasis vulgaris 10

Rechtfertigungsgrund 4
Risiko des Eingriffs 5, 35, 43, 44
Risiko, genetisches 25, 28
Risikoeinschätzung 14

Rothmund-Werner-Syndrom 16
Rud-Syndrom 17

Sanctis-Cacchione-Syndrom, De 16
Sarkoidose 10
Schädigung des Fötus, exogene 25
Schädigungsrisiko 6
Schuppenflechte 10
Schutz des (ungeborenen) Lebens 4, 43
Schwangerschaftsabbruch bei Minderjährigen 5
Schwangerschaftskomplikationen 10
Selbstbestimmungsrecht der Patientin 4
Selbstmordgefahr 5
Sjögren-Larssen-Syndrom 17
Sklerodermie 9, 10
Sklerodermie, diffuse 10
– progressive 9
Sklerose, tuberöse 14
Spätkomplikationen nach Interruptio 33
Sperma, serologische Typisierung 6
Spermanachweis 6
Spiegler-Tumoren 14, 15
Spontanmutation 15
Sterilisation 10

Sterilisierung 9
Stoffwechseldefekt 26
Stoffwechselkrankheiten, erbliche 14, 18, 29
Stoffwechselleiden 29
Strafrechtsreform-Ergänzungsgesetz 6
Strafrechtsreformgesetz 4, 42, 32
Suizid 31, 33

Todesgefahr der Schwangeren 4, 41, 42
Translokation 26, 28, 29
Trisomie 21, 27, 28

Unterindikationen 5

Vererbung, x-chromosomal-rezessiv 13, 14, 17, 19, 25, 26, 29
Vergewaltigung 5, 6
Versorgung, kassenärztliche 7

Wiederholungsrisiko 15, 18, 25
Wolfsrachen 5

Xeroderma pigmentosum 13, 16, 19, 25, 29
Xerodermoid, pigmentiertes 16

Dermatologie
Eine Auswahl

Fortschritte der praktischen Dermatologie und Venerologie Band 9

Vorträge der IX. Fortbildungswoche der Dermatologischen Klinik und Poliklinik der Ludwig-Maximilians-Universität München in Verbindung mit dem Berufsverband der Deutschen Dermatologen e. V. vom 30. Juli bis 3. August 1979
Herausgeber: O. Braun-Falco, H. H. Wolff
1979. 69 Abbildungen, 137 Tabellen. X, 396 Seiten
DM 98,–; approx. US $ 57.90
ISBN 3-540-09802-X

Nicht entzündliche Dermatosen, Teil 3 B

Bösartige Geschwülste – Leukämie
Herausgeber: H. A. Gottron, G. W. Korting
Bearbeitet von H. Fischer, F. Gschnait, H. Lausecker, A. Musger, A. Schimpf, A. Steppert, O. Stochdorph, W. Thies, W. Undeutsch
1979. 160 Abbildungen, 4 Tabellen. XIV, 784 Seiten
(Handbuch der Haut- und Geschlechtskrankheiten, Ergänzungswerk, Band 3, Teil 3 B)
Gebunden DM 690,–; approx. US $ 407.10
Subskriptionspreis
Gebunden DM 552,–; approx. US $ 325.70
ISBN 3-540-07307-8

Histopathologie der Haut
Teil 1
Dermatosen

Von G. Achten, E. H. Beutner, T. P. Chorzelski, E. Frenk, E. Grosshans, S. Jablonska, O. Male, T. Nasemann, U. W. Schnyder, F. Vakilzadeh, J. Wanet, H. Zaun
Redigiert von U. W. Schnyder
2., neubearbeitete und erweiterte Auflage. 1978. 298 Abbildungen in 435 Einzeldarstellungen, 17 Tabellen. XXII, 562 Seiten
(Spezielle pathologische Anatomie, Band 7, Teil 1)
Gebunden DM 260,–; approx. US $ 153.40
Subskriptionspreis
Gebunden DM 208,–; approx. US $ 122.80
ISBN 3-540-09636-6

Teil 2
Stoffwechselkrankheiten und Tumoren

Von T. Hardmeier, O. P. Hornstein, M. Hundeiker, H. Kerl, H. Kresbach, F. Weidner
Redigiert von U. W. Schnyder
2., neubearbeitete und erweiterte Auflage. 1979. 206 Abbildungen, 1 Farbtafel, 16 Tabellen. XV, 513 Seiten
(Spezielle pathologische Anatomie, Band 7, Teil 2)
Gebunden DM 260,–; approx. US $ 153.40
Subskriptionspreis
Gebunden DM 208,–; approx. US $ 122.80
ISBN 3-540-08957-8

Operative Dermatologie

Vorträge des 2. Symposiums für Dermatochirurgie Minden – Bad Salzuflen, 26. bis 28. Mai 1978
Herausgeber: K. Salfeld
1979. 155 Abbildungen, 17 Tabellen. X, 265 Seiten
DM 92,–; approx. US $ 54.30
ISBN 3-540-09497-0

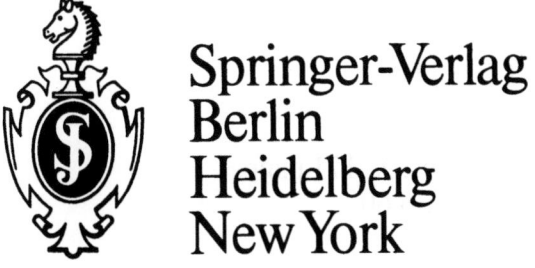

Springer-Verlag
Berlin
Heidelberg
New York

Gynäkologie
Eine Auswahl

P. J. Keller

Hormonale Störungen in der Gynäkologie

Diagnostik und Behandlung
2., korrigierte Auflage. 1980. 89 Abbildungen, 9 Tabellen.
XI, 148 Seiten (Kliniktaschenbücher)
DM 22,–; approx. US $ 13.00
ISBN 3-540-09791-0

D. G. Hertz, H. Molinski

Psychosomatik der Frau

Entwicklungsstufen der weiblichen Identität in Gesundheit und Krankheit
1980. 11 Abbildungen. X, 159 Seiten
DM 28,–; approx. US $ 16.60
ISBN 3-540-09365-6

B. J. Masterson

Manual of Gynecologic Surgery

With contributions by K. E. Krantz, W. J. Cameron, J. W. Daly, J. A. Fayez, E. W. Franklin
Illustrator: D. McKeown
1979. 204 figures, 192 in color, 12 tables. XV, 256 pages
(Comprehensive Manuals of Surgical Specialties)
Cloth DM 159,–; approx. US $ 93.90
ISBN 3-540-90372-0

Perinatal Pathology

With contributions by M. Bibbo, C. Bron, W.-W. Höpker, J. P. Kraehenbuhl, B. Ohlendorf, L. Olding, S. Panem, B. Sandstedt, H. Soma, B. Sordat
Editors: E. Grundmann, W. H. Kirsten
1979. 88 figures, 34 tables. VI, 218 pages
(Current Topics in Pathology, Volume 66)
Cloth DM 96,–; approx. US $ 56.70
ISBN 3-540-09207-2

Placental Proteins

Editors: A. Klopper, T. Chard
1979. 65 figures, 36 tables. X, 171 pages
DM 62,–; approx. US $ 36.60
ISBN 3-540-09406-7

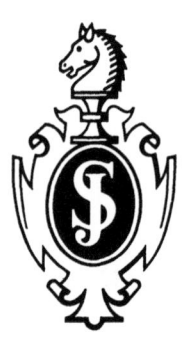

Springer-Verlag
Berlin
Heidelberg
New York

If you have any concerns about our products,
you can contact us on
ProductSafety@springernature.com

In case Publisher is established outside the EU,
the EU authorized representative is:
Springer Nature Customer Service Center GmbH
Europaplatz 3, 69115 Heidelberg, Germany

Printed by Libri Plureos GmbH
in Hamburg, Germany